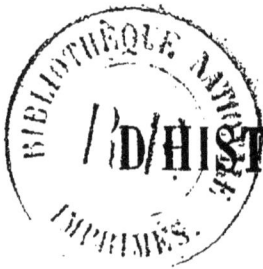

ATLAS-MANUEL
D'HISTOLOGIE PATHOLOGIQUE

Atlas-Manuels de Médecine coloriés

COLLECTION NOUVELLE DE VOLUMES IN-16

Illustrés de très nombreuses planches coloriées

Reliés en maroquin souple, tête dorée.

Atlas-Manuel d'Anatomie pathologique, par BOLLINGER, professeur à l'Université de Munich. Edition française par le Dr GOUGET. 1 vol. in-16 avec 120 planches coloriées . . . .

Atlas-Manuel d'Histologie pathologique, par le Dr Herm. DURCK, Edition française par le Dr GOUGET. 1 vol. in-16 avec 120 pl. col.   20 fr.

Atlas-Manuel des Bandages, Pansements et Appareils, par le professeur A. HOFFA. Edition française par Paul HALLOPEAU. Préface de Paul BERGER, professeur à la Faculté de Médecine de Paris. 1 vol. in-16 de 200 pages avec 128 planches en couleur. . . . . 14 fr.

Atlas-Manuel de Chirurgie Opératoire, par O. ZUCKERKANDL. Deuxième édition française, par A. MOUCHET. Préface par le Dr QUENU, professeur agrégé à la Faculté de médecine de Paris. 1 vol. in-16 de 268 p. avec 281 fig. et 24 pl. col. . . . . 16 fr.

Atlas-Manuel de Diagnostic clinique, par C. JAKOB. Deuxième édition française par le Dr A. LETIENNE, 1899, 1 vol. in-16 de 378 p. avec 75 fig. et 68 planches coloriées . . . . , ... 15 fr.

Atlas-Manuel des Fractures et Luxations, par le professeur HELFERICH. Deuxième édition française par le Dr P. DELBET. 1 vol. in-16 de 324 p., avec 64 pl. coloriées. . . . . 20 fr.

Atlas-Manuel des Maladies du Larynx, par L. GRUNWALD. Edition française par le Dr CASTEX, chargé du cours de laryngologie à la Faculté de médecine de Paris, et P. COLLINET. 1 vol. in-16 de 255 p., avec 44 pl. coloriées . . . . 14 fr.

Atlas-Manuel des Maladies externes de l'Œil, par O. HAAB. Edition française par le Dr Albert TERSON. 1 volume in-16, 300 pages avec 40 pl. coloriées . . . . 15 fr.

Atlas-Manuel d'Ophtalmoscopie, par le professeur O. HAAB, professeur de la clinique ophtalmologique à l'Université de Zurich. Deuxième édition française par le Dr Albert TERSON. 1 vol. in-16 de 276 p. avec 80 pl. coloriées . . . . 15 fr.

Atlas-Manuel des Maladies de l'Oreille, par BRUHL-POLITZER. Edition française par le Dr Georges LAURENS, assistant de laryngologie à l'Hôpital Saint-Antoine. 1 vol. in-16 de 300 pages avec 39 planches col. de 99 fig. relié.

Atlas-Manuel des Maladies de la Peau, par le professeur MRACEK. Edition française par le Dr L. HUDELO, médecin des hôpitaux de Paris, 1 vol. in-16, avec 102 pl. col. . . . . 20 fr.

Atlas-Manuel des Maladies Vénériennes, par le professeur MRACEK. Edition française par le Dr EMERY, chef de clinique de la Faculté de médecine à l'hôpital Saint-Louis. 1 vol. in-16 avec 71 pl. col. . . . 20 fr.

Atlas-Manuel de Médecine légale, par le professeur HOFMANN, de Vienne. Deuxième édition française par le Dr Ch. VIBERT, Préface par le professeur P. BROUARDEL, doyen de la Faculté de médecine de Paris. 1 vol. in-16 de 168 p., 193 fig. et 56 pl. col . . . . 18 fr.

Atlas-Manuel d'Obstétrique, clinique et thérapeutique. par le Dr O. SCHAEFFER, privat docent à l'université d'Heidelberg. Edition française par le Dr POTOCKI, accoucheur de la Maternité. Préface de M. le professeur PINARD. 1 v. in-16 avec 55 pl. col., 18 pl. noires et 18 fig.   20 fr.

Atlas-Manuel du Système nerveux, à l'état normal et pathologique, par C. JAKOB. Deuxième édition française par le Dr RÉMOND, professeur de clinique des maladies mentales à la Faculté de Toulouse. 1 vol. in-16 de VII-360 pages, avec 84 planches coloriées . . , ... 20 fr.

Atlas-Manuel de Microbiologie, par E. MACÉ, professeur à la Faculté de médecine de Nancy, 1898. 1 vol. gr. in-8, 60 pl. col. (8 coul.) cart.   32 fr.

DIJON, IMPRIMERIE DARANTIERE, juin 1901.

ATLAS-MANUEL
D'HISTOLOGIE PATHOLOGIQUE

Par le Docteur H. DURCK

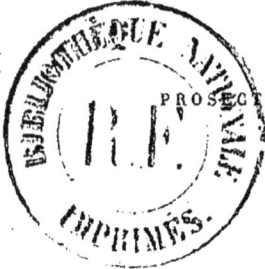

PRIVAT DOCENT

ASSISTANT A L'INSTITUT PATHOLOGIQUE

PROSECTEUR A L'HOPITAL MUNICIPAL DE MUNICH

ÉDITION FRANÇAISE

PAR

Le Docteur GOUGET

Professeur agrégé à la Faculté

Médecin des Hôpitaux

Avec 120 planches chromolithographiées

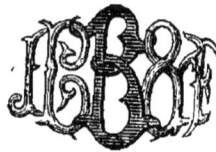

PARIS

LIBRAIRIE J.-B. BAILLIÈRE ET FILS

19, rue Hautefeuille, près du Boulevard Saint-Germain (VIᵉ).

1902

PRÉFACE DE L'ÉDITION FRANÇAISE

L'étude de la pathogénie, qui représente sans conteste et à juste titre la préoccupation dominante de l'esprit médical contemporain, parce qu'elle est la vraie base d'une thérapeutique rationnelle, poursuit un double objet : connaître le pourquoi et le comment des maladies.

Lorsque les recherches étiologiques nous ont montré l'agent pathogène, il nous reste à savoir par quel mécanisme il a produit l'état morbide, quelles sont les cellules de l'organisme qui lui ont résisté, quelles sont celles qui ont été vaincues par lui et comment elles ont été atteintes, en un mot par quelles péripéties a passé la lutte.

C'est ici qu'intervient l'histologie pathologique : elle nous permet, grâce aux stades divers auxquels elle surprend les lésions suivant les cas, d'examiner le champ de bataille aux diverses phases du combat, et de reconstituer ainsi l'ensemble de celui-ci. Pour ne prendre qu'un exemple, n'est-ce pas l'analyse histologique des lésions spontanées ou expérimentales qui nous a permis de saisir sur le fait le rôle capital du leucocyte dans la plupart des processus morbides ? Aussi l'étude de l'anatomie pathologique, surtout microscopique, a-t-elle pris, de nos jours, une importance sans cesse croissante.

Il va de soi que cette étude ne saurait se faire fructueusement en dehors de l'amphithéâtre et du laboratoire. Rien ne peut remplacer l'examen direct des pièces anatomiques ni l'exercice du microscope. Toutefois, à côté de cet enseignement pratique indispensable, on conçoit l'utilité d'un enseignement théorique destiné à le compléter, comme l'étude de la pathologie forme le complément naturel de celle de la clinique.

A celui qui a déjà beaucoup observé, le traité didactique permet de rappeler plus aisément et de coordonner ses souvenirs ; au débutant, il sert de guide dans l'analyse et l'interprétation des lésions qu'il a sous les yeux.

Mais cet enseignement théorique tend à devenir singulièrement aride et se fixe malaisément dans l'esprit, s'il n'est rendu aussi objectif que possible, c'est-à-dire s'il n'est illustré par de nombreuses figures. Une figure bien faite, avec une brève légende, est souvent plus instructive, et d'une façon plus attrayante, qu'une longue description. Aussi, depuis les origines même de l'anatomie pathologique, tous les auteurs qui se sont consacrés à l'enseignement de cette science ont-ils reconnu la nécessité de joindre à leur texte des figures. Celles-ci, avec le temps, ont pris un développement de plus en plus important; puis l'on a fait un pas de plus, et l'on a cherché à reproduire, non seulement la forme, mais la couleur même des lésions ou des préparations traitées par les divers réactifs. On s'est ainsi attaché à parler de plus en plus aux yeux et à leur montrer l'image aussi fidèle que possible de la réalité.

C'est parce que l'*Atlas manuel d'histologie pathologique* de H. Durck a été conçu et exécuté tout particulièrement dans cet esprit qu'il nous a paru propre à rendre service au public médical français.

Il diffère à la fois des Traités et Manuels classiques par la place absolument prépondérante accordée aux figures — figures originales, toutes dessinées d'après nature — et des Atlas publiés jusqu'ici par ses moindres dimensions, qui le rendent plus maniable, plus approprié aux besoins de l'étude journalière.

Ce livre a trait exclusivement à l'histologie pathologique *spé-*

ciale, c'est-à-dire à l'étude des altérations microscopiques des différents organes, l'histologie pathologique *générale* et l'anatomie pathologique *macroscopique* devant faire l'objet de deux autres volumes. Naturellement, les lésions de certains appareils, tels que le système nerveux, qui ont fait l'objet de volumes spéciaux, n'ont été que sommairement étudiées dans celui-ci (1).

Nous publions, dans cette édition française, les planches avec leurs légendes ; on n'y trouvera aucun texte.

Il nous a semblé, en effet, plus conforme à nos habitudes françaises et préférable à tous égards de ne pas scinder artificiellement la description d'une même lésion, en exposant dans un volume ses caractères macroscopiques et dans un autre ses particularités histologiques.

Comment étudier l'évolution des altérations microscopiques de la pneumonie sans les rapprocher des stades correspondants observés à l'œil nu : engouement, hépatisation rouge, hépatisation grise ? Et peut-on se borner à une étude histologique des cirrhoses sans retracer leur aspect si différent sur la table d'amphithéâtre ? Aussi bien, il n'est pas d'usage de professer séparément l'anatomie pathologique macroscopique et microscopique.

Nous nous sommes donc décidé à condenser en une seule description toute l'anatomie pathologique spéciale. Ce texte accompagnera l'*Atlas d'anatomie pathologique macroscopique* (2).

Dr GOUGET.

(1) Jakob, *Atlas-manuel du système nerveux*, édition française par le Dr Rémond, 2e édition. 1 vol. in-16, avec 84 pl. col.
(2) Bollinger, *Atlas-manuel d'anatomie pathologique*, édition française par le Dr Gouget, 1 vol. in-16, avec 120 pl. col.

ATLAS-MANUEL

D'HISTOLOGIE PATHOLOGIQUE

I. — APPAREIL CIRCULATOIRE

PLANCHE 1. — **Dégénérescence graisseuse du myocarde.**

FIG. I. **Dégénérescence graisseuse du myocarde dans l'anémie pernicieuse aiguë.** — Préparation fraîche par dissociation. Gross. 340.

Au milieu, fibres musculaires élargies, complètement remplies de gouttelettes graisseuses. Ces fibres ont en partie éclaté. La striation transversale n'est plus reconnaissable. En haut et à gauche, fibre dont les gouttelettes graisseuses sont partiellement sorties. Ici, la striation longitudinale est encore indiquée. Graisse libre en grosses gouttes. En bas et à droite, quelques fibres moins fortement dégénérées, avec striation transversale encore conservée.

FIG. II. **Même cas.** — Coupe après congélation d'un muscle papillaire de la mitrale. Coloration au Sudan III. Gross. 340.

Gouttelettes graisseuses colorées en rouge orangé. On voit la répartition par taches des fibres dégénérées. En haut et à droite, fibres musculaires presque intactes.

PLANCHE 2. — **Surcharge graisseuse et Atrophie brune.**

FIG. I. **Surcharge graisseuse du cœur.** — Coupe après congélation. Coloration à l'hématoxyline et au Sudan III. Gross. 80.

1. Fibres musculaires striées en partie tassées, amincies, et interrompues dans leur continuité.

2. Rangées de cellules adipeuses s'intercalant entre les fibres musculaires.

FIG. II. **Atrophie brune du myocarde en coupe longitudinale.**

FIG. III. **Même lésion en coupe transversale.** Gross. 340.

On voit de petits amas de pigment brunâtre amorphe logés au milieu des cellules musculaires. Sur la coupe transversale, vacuoles arrondies dans le sarcoplasma.

PLANCHE 3. — Infarctus et Abcès du myocarde.

FIG. I. **Infarctus du myocarde en état d'organisation.** — Gross. 70.

1. Musculature cardiaque à noyaux encore conservés.

2. Tissu conjonctif jeune, riche en noyaux, parsemé de nombreux petits blocs de pigment, et ayant pénétré le foyer de l'infarctus.

3. Bourgeons vasculaires.

4. Musculature cardiaque en état de nécrose.

FIG. II. **Abcès embolique dans un muscle papillaire de la mitrale, au cours d'une septico-pyohémie.** — Coloration de Gram.

1. Musculature cardiaque parsemée de cellules rondes disséminées.

2. Cavité de l'abcès remplie de leucocytes.

3. Amas de coccus au centre de l'abcès.

4. Restes de cellules musculaires nécrosées.

PLANCHE 4. — **Myocardite.**

FIG. I. **Myocardite interstitielle aiguë.** — Gross. 300.

La striation transversale des fibres musculaires est effacée par places; leurs noyaux sont augmentés, gonflés, en partie déformés, arrondis.

Entre les fibres musculaires, petites cellules rondes, lymphocytes et leucocytes (1), ainsi que de nombreuses cellules conjonctives jeunes (fibroblastes) (2).

FIG. II **Myocardite fibreuse (calleuse) chronique.** — Gross. 80.

1. Musculature cardiaque.

2. Tissu conjonctif à longues fibres, pauvre en noyaux et en vaisseaux, pénétrant sous forme de pointes allongées entre les faisceaux musculaires.

PLANCHE 5. — Endocardite.

FIG. I. **Nodule normal, dit « nodule gélatineux fœtal », sur le bord libre de la mitrale d'un nouveau-né.** — Gross. 70.

Le tissu conjonctif est très riche en noyaux, la substance fondamentale en partie de nature myxomateuse. Dans le nodule cheminent plusieurs vaisseaux sanguins à paroi mince (1).

FIG. II. **Coupe de la mitrale récemment enflammée (endocardite infectieuse).** — Gross. 80.

1. Tissu valvulaire nécrosé.

2. Pénétration de nombreux bourgeons vasculaires dans le tissu conjonctif. Entre les cellules conjonctives fusiformes, nombreuses grandes cellules épithélioïdes riches en protoplasma.

PLANCHE 6. — Endocardite.

FIG. I. **Endocardite infectieuse aiguë, verruqueuse, de la mitrale.** — Coupe de la valvule avec le dépôt qui la revêt. Coloration de Gram. Gross. 16. Vue d'ensemble.

1. Tissu conjonctif valvulaire.

2. Dépôt consistant en hématoblastes agglutinés, fibrine, et, à la périphérie, une couronne d'amas staphylococciques (3) agglomérés ; en dehors, leucocytes recouvrant ceux-ci.

4. Tissu valvulaire beaucoup plus lâche, en partie nécrosé, en partie infiltré de leucocytes.

FIG. II. **Endocardite verruqueuse de la mitrale en état d'organisation.** — Gross. 40.

1. Tissu conjonctif de la mitrale plus riche en cellules.

2. Efflorescence endocarditique.

3. Vaisseaux sanguins ayant pénétré à travers la valvule jusque dans la végétation.

4. Amas leucocytiques.

PLANCHE 7. — **Péricardite.**

FIG. I. **Péricardite fibrineuse aiguë (cœur villeux).** Coloration de la fibrine. Gross. 64.

1. Myocarde.

2. Tissu adipeux sous-épicardique.

3. Epicarde devenu plus lâche et très riche en cellules.

4. Dépôt fibrineux; dans les mailles de la fibrine, leucocytes isolés.

5. Vaisseaux tendant à pénétrer le dépôt, et remplis pour la plus grande partie de leucocytes.

FIG. II. **Péricardite fibrineuse en état d'organisation.** — Gross. 127.

1. Tissu conjonctif péricardique.

2. Couche de tissu conjonctif jeune avec nombreux vaisseaux à paroi mince, remplis de sang, cellules épithélioïdes (fibroblastes) et cellules rondes.

3. Couche de fibrine (colorée en rouge par l'éosine).

4. Bourgeons vasculaires et conjonctifs pénétrant dans celle-ci.

PLANCHE 8. — **Péricardite.**

FIG. I. **Péricardite tuberculeuse subaiguë.** — Gross. 50.

1. Myocarde.

2. Tissu adipeux sous-épicardique fortement infiltré de cellules rondes.

3. Péricarde épaissi.

4. Tubercules à centre caséeux et à cellules épithélioïdes en ordination radiée.

5. Cellules géantes.

6. Revêtement fibrineux.

FIG. II. **Tache tendineuse de l'épicarde.** — Gross. 65.

1. Musculature de la paroi cardiaque en coupe transversale.

2. Tissu conjonctif épicardique normal.

3. Couche conjonctive très épaissie, formée de fibres adultes (tissu scléreux).

— 13 —

PLANCHE 9. — **Artério-sclérose.**

Fig. I. **Artério-sclérose d'une artère cérébrale** (artère sylvienne).
— Coupe transversale. Gross. 75.
La lumière est repoussée excentriquement par l'épaississement iné-
gal de la paroi.
1. Adventice.
2. Tunique moyenne.
3. Lame élastique interne, se perdant en 4.
5. Côté peu épaissi de la tunique interne.
6. Couche interne, plus riche en noyaux, du tissu néoformé partant
de la tunique interne.
7. Couche externe de ce même tissu, sans noyaux, et parsemée de
lacunes allongées ou arrondies, jadis remplies de graisse.

Fig. II. **Artério-sclérose d'une coronaire**. — Coupe transversale
(coloration de l'élastine par la méthode de Weigert). Gross. 70.
1. Adventice.
2. Tunique moyenne.
3. Membre élastique interne, effilochée en 4, et envoyant de fins
prolongements dans le tissu conjonctif néoformé (5).

PLANCHE 10. — **Athérome de l'aorte.**

Fig. I. **Athérome de l'aorte** (artério-sclérose). — Gross. 20.
1. Tunique interne très épaissie par du tissu scléreux, pauvre en
noyaux.
2. Tunique moyenne, également infiltrée de foyers de tissu conjonctif.
3. Bourgeons vasculaires entourés de cellules rondes pénétrant de
l'adventice jusque dans la tunique interne, à travers la tunique
moyenne.

Fig. II. **Tablettes de cholestérine et gouttelettes graisseuses
libres, provenant d'un foyer athéromateux de la paroi aortique.**
— Gross. 130. Préparation fraîche.

Fig. III. **Infiltration graisseuse des cellules de la tunique interne dans l'athérome de l'aorte.** Gross. 300.
Préparation fraîche obtenue par ablation d'une fine lamelle de la
tunique interne de l'aorte épaissie et jaunâtre.
On voit très distinctement les cellules étoilées du tissu conjonctif
normal de la tunique interne, car elles sont bourrées de gouttelettes
graisseuses de volume variable.

PLANCHE 10 *a*. — **Athérome et Anévrysme de l'aorte.**

FIG. I. **Athérome (artério-sclérose) de la crurale.** — Gross. 55.
Coloration des fibres élastiques par la méthode de Weigert.
1. Adventice.
2. Tunique moyenne tassée et très atrophiée.
3. Tunique interne fortement épaissie. En 4, tissu scléreux, sans
noyaux. En 5, blocs calcaires parsemés d'espaces creux, qui étaient
remplis de détritus graisseux.

FIG. II. **Paroi d'un petit anévrysme de l'aorte.** — Gross. 20. Coloration des fibres élastiques par la méthode de Weigert.
La tunique interne est un peu épaissie d'une manière diffuse, et
tapisse complètement l'anévrysme (1).
La tunique moyenne (très riche en fibres élastiques) a, au contraire, disparu en grande partie au niveau du sac anévrysmal ; elle
est presque totalement rompue (en 2).
3. Adventice épaissie et parsemée d'amas fusiformes de cellules
rondes.

PLANCHE 10 *b*. — **Artérites tuberculeuse et syphilitique.**

FIG. I. **Artérite aiguë dans un cas de leptoméningite tuberculeuse** (fragment de la paroi d'une artériole méningée). — Gross. 745.
1. Adventice.
2. Tunique moyenne.
3. Membrane élastique interne.
4. Epithélium détaché de la couche sous-jacente.
5. Leucocytes en voie de migration à travers la tunique musculaire
et à divers stades de déformation.
6. Leucocytes ayant pénétré à travers la lame élastique interne
jusque sous l'épithélium.

FIG. II. **Artérite gommeuse de la sous-clavière.** — Gross. 16.
Coloration de l'élastine d'après Weigert.
La lumière est presque complètement oblitérée par la prolifération
de l'endartère ; celle-ci est beaucoup plus riche en fibres élastiques.
Dans la tunique moyenne, nombreuses gommes à centre caséeux (1)
et à cellules géantes (2) pénétrant jusque dans la tunique interne.
Dans l'adventice des vasa vasorum, amas compacts de cellules
rondes.

PLANCHE 13. — **Phlébite suppurée et Varice.**

FIG. I. **Phlébite aiguë suppurée dans un phlegmon du tissu cellulaire sous-cutané.** — Gross. 40.

La lumière de la veine est réduite à une étroite fente (1), dans laquelle se trouvent des amas nébuleux de coccus. Toutes les tuniques sont le siège d'une infiltration leucocytique compacte, qui les rend presque méconnaissables.

Les vaisseaux de l'adventice sont fortement dilatés et remplis de sang (2); quelques bourgeons émanés d'eux se sont avancés vers la lumière (3). En 4, restes de la tunique moyenne.

FIG. II. — **Varice de la jambe.** — Gross. 26. Elastine.

1. Epiderme.

2. Derme.

3. Glandes sudoripares.

L'adventice de la veine dilatée, riche en fibres élastiques, est impossible à séparer du tissu conjonctif ambiant. La tunique moyenne a disparu.

4. Tunique interne épaissie.

Par suite des multiples sinuosités irrégulières de la veine, la lumière de celle-ci se trouve rencontrée plusieurs fois par la coupe.

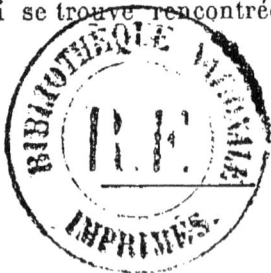

DURCK. Histologie pathol.

II. — GANGLIONS LYMPHATIQUES

PLANCHE 14. — Infiltration pigmentaire et Lymphadénite.

Fig. I. Infiltration pigmentaire d'un ganglion de l'aisselle dans un cas de tatouage de l'avant-bras, — Gross. 300.

Les sinus lymphatiques et les parties périphériques des follicules sont remplis de gros blocs de pigment foncé, en partie situés dans les cellules.

Fig. II. Ganglion mésentérique dans la fièvre typhoïde. — Gross. 360.

1. Artériole à épithélium en partie desquamé. Dans les sinus lymphatiques adjacents, nombreuses grosses cellules rondes, dont certaines ont deux noyaux. Leur protoplasma est parsemé de vacuoles adipeuses (2). A côté, lymphocytes (3), globules rouges, ainsi qu'une masse de détritus finement granuleux.

4. Petit amas de bacilles typhiques.

PLANCHE 15. — Lymphadénite.

Fig I. Lymphadénite aiguë. Sinus marginal d'un ganglion péribronchique, dans la pneumonie fibrineuse. — Gross. 385.

1. Capsule du ganglion, à fibres plus lâches.
2. Sinus marginal. Dans celui-ci :
3. Lymphocytes.
4. Leucocytes.
5. Cellules épithéliales augmentées de nombre et de volume.
6. Globules rouges « lavés ».
7. Masses de détritus grumeleux.

Fig. II. Hyperplasie de grosses cellules au sein d'un ganglion lymphatique dans l'anémie pernicieuse aiguë. — Gross. 745.

Les sinus lymphatiques sont remplis principalement de grandes cellules, rondes ou allongées, dont la plupart doivent être considérées comme provenant des cellules épithéliales du réticulum. Au milieu d'elles (1), lymphocytes isolés.

PLANCHE 16. — **Tuberculose et Leucémie ganglionnaires.**

FIG. I. **Dégénérescence hyaline du réticulum d'un ganglion lymphatique, dans un cas de tuberculose.** — Gross. 280.

On voit entre les lymphocytes les fibres du réticulum très épaissies et transformées en travées réfringentes complètement privées de noyaux (1).

Fig. II. **Lymphadénite chronique indurée avec disparition des sinus lymphatiques et des follicules, dans la leucémie.** — Gross. 180.

1. Capsule épaissie.

2. Tissu ganglionnaire presque complètement remplacé par un tissu conjonctif à courtes fibres onduleuses.

PLANCHE 17. — **Tuberculose et Leucémie ganglionnaires.**

FIG. I. **Lymphadénite chronique indurée avec épaississement du réticulum, dans la leucémie.** — Gross. 460. (Détail de la figure précédente).

Les lymphocytes (1) et les cellules épithéliales sont très diminués de nombre au profit du réticulum fortement épaissi.

FIG. II. **Tuberculose ganglionnaire subaiguë.** — Gross. 70.

1. Capsule épaissie.

2. Centres caséeux des tubercules.

A la périphérie, les tubercules sont encore isolés, séparés par quelques restes de tissu ganglionnaire. Dans les parties centrales, les nodules sont agglomérés en grands foyers caséeux. Très nombreuses cellules géantes.

III. — RATE

PLANCHE 18. — **Congestion et Atrophie.**

FIG. I. **Congestion passive de la rate.** — Gross. 360.
Espaces de la pulpe bourrés de globules rouges et surdistendus (1). Capillaires également très dilatés (2); on ne peut suivre leurs parois que sur une très faible étendue.

FIG. II. — **Atrophie sénile de la rate.** — Gross. 80.
La pulpe est parsemée de nombreux blocs de pigment hématique brun et de tractus isolés de cellules fusiformes. Les trabécules sont notablement épaissies.

PLANCHE 19. — **Infarctus.**

FIG. I. **Infarctus anémique de la rate.** — Gross. 22.
1. Capsule de la rate.
2. Centre complètement nécrosé et privé de noyaux de l'infarctus; aspect triangulaire de celui-ci sur la coupe.
3. Zone périphérique plus foncée, montrant à un fort grossissement de nombreux petits débris de noyaux.
L'infarctus est déjà un peu affaissé au-dessous du niveau des parties ambiantes; un tissu conjonctif fibrillaire (4) est en train de l'encapsuler.

FIG. II. **Infarctus hémorrhagique de la rate.**
1. Zone normale.
2. Zone de l'infarctus; dans son territoire, le tissu splénique est nécrosé, ses noyaux ne se colorent plus; mais, sur toute son étendue, le champ de la préparation est couvert de globules rouges.
3. Coupes transversales de vaisseaux à parois également nécrosées.

PLANCHE 20. — **Splénomégalie**.

Fɪɢ. I. **Splénomégalie aiguë hyperplastique.** — Préparation fraîche par dissociation. Gross. 300.

On voit de nombreuses cellules épithéliales en forme de croissant ou de faucille ; certaines ont deux noyaux (1). A côté, lymphocytes (2), leucocytes (3) et globules rouges (4).

Fɪɢ. II. **Splénomégalie aiguë hyperplastique dans un cas de septicémie (splénomégalie infectieuse).** — Coupe. Gross. 300.

On voit les mêmes éléments que dans la figure précédente. Les épithéliums se montrent maintenant comme de longues cellules fusiformes (1), ou, en coupe transversale, sous forme d'éléments plus courts (2).

Fig. III. **Splénomégalie chronique terminée par induration** (rate de leucémie chronique). — Gross. 250.

Réticulum très épaissi ; le tissu de la pulpe, riche en cellules, est remplacé par du tissu fibreux pauvre en noyaux, dont les mailles contiennent les restes de la pulpe (épithéliums, lymphocytes, globules rouges).

En 1, dépôt de pigment sanguin, sous forme de blocs amorphes.

PLANCHE 21. — **Dégénérescence amyloïde**.

Fɪɢ. I. **Dégénérescence amyloïde diffuse de la rate (rate lardacée).** — Gross. 250.

Le processus n'est pas encore très avancé Les parois de tous les vaisseaux sont uniformément épaissies sous forme de rubans ; les capillaires et les espaces de la pulpe sont rétrécis.

1. Coupe transversale d'une artériole à paroi très épaissie et en dégénérescence amyloïde ; à la périphérie subsistent encore quelques noyaux musculaires.

2. Coupe oblique à travers une artériole semblable.

3. Coupe longitudinale d'une artériole.

4. Capillaires.

Fɪɢ. II. **Dégénérescence amyloïde diffuse et avancée de la rate (rate lardacée).** (Amylose spontanée. Femme de 80 ans). — Gross. 70.

Disparition presque complète du parenchyme splénique. L'infiltration amyloïde (1) n'est plus bornée aux vaisseaux ; le réticulum est également envahi partout. Les cellules de la pulpe ont été détruites pour la plupart. Les cellules qui restent appartiennent à l'épithélium des capillaires ; on retrouve aussi quelques rares lymphocytes.

En 2, restes d'un corpuscule de Malpighi très réduit de volume.

— 21 —

PLANCHE 22. — **Dégénérescence amyloïde.**

FIG. I. **Dégénérescence amyloïde de la rate. Rate sagou.** — Gross. 24.

1. Follicules en dégénérescence amyloïde. On n'y reconnaît plus que quelques noyaux, ainsi que les coupes transversales de vaisseaux atteints de la même dégénérescence (4).

2. Espaces de la pulpe refoulés et tassés.

3. Trabécules.

FIG. II. **Dégénérescence amyloïde de la rate. Rate sagou.** — Gross. 260.

1. Follicule en dégénérescence amyloïde, ne renfermant plus que quelques îlots de cellules intactes.

2. Coupes transversales de vaisseaux à parois larges, rubanées, réfringentes (dégénérescence amyloïde).

3. Tissu de la pulpe conservé.

PLANCHE 23. — **Leucémie aiguë et Embolies microbiennes.**

FIG. I. **Rate dans la leucémie aiguë.** — Gross. 300.

La pulpe est surchargée de cellules rondes uninucléées, les unes très petites (lymphocytes), les autres plus grandes (myélocytes).

1. Cellules épithéliales de capillaires.

FIG. II. **Embolies staphylococciques dans la rate, au cours d'une pyohémie.** Gross. 70.

On voit dans le champ de la préparation deux follicules et les coupes transversales d'artères (art. pénicillées) complètement remplies d'amas de coccus agglomérés (1) (colorés en bleu par le Gram). Entre les follicules, la pulpe (4). Entourant immédiatement les coupes des vaisseaux, le tissu folliculaire (zone plus claire en 2), consistant principalement en lymphocytes. La zone plus épaisse, plus foncée et plus éloignée (3) résulte du mélange de très nombreux leucocytes (corpuscules du pus). (Avant-stade de l'abcès embolique).

FIG. I. **Tuberculose de la rate.** — Gross. 92.

Deux tubercules sous-capsulaires.

1. Capsule fibreuse épaissie.
2. Trabécules.
3. Centres caséeux des tubercules.
4. Cellules géantes.

FIG. II. **Centre d'un follicule splénique dans la diphthérie.** — Gross. 745.

On voit de nombreuses cellules polygonales très grandes à noyaux en partie déformés, atteints de tuméfaction vésiculeuse (1). Quelques-unes sont remplies de petits débris de noyau foncés (2). A côté se voient aussi des corpuscules de chromatin ə libres (3).

IV. — MOELLE OSSEUSE

Fig. I. **Moelle de la diaphyse de l'humérus, dans un cas d'anémie pernicieuse.** Gross. 520.

La graisse normalement contenue dans la moelle a ici presque complètement disparu. On ne voit plus que quelques rares cellules adipeuses (ou vacuoles adipeuses) en 1. Au contraire, la moelle est beaucoup plus riche en cellules.

2. Cellules blanches de la moelle, myélocytes.

3. Mêmes cellules à plusieurs noyaux.

4. Globules rouges à noyau.

5. Cellules contenant des globules rouges.

6. Cellules éosinophiles.

Entre ces cellules, le réticulum fibrillaire.

Fig. II. **Moelle osseuse dans la leucémie aiguë.** — Diaphyse du fémur. Gross. 640.

Ici aussi, la graisse a disparu.

1. Erythrocytes.

2. Myélocytes, très augmentés de nombre.

3. Lymphocytes.

Dans l'intervalle, le réticulum.

V. — APPAREIL RESPIRATOIRE

Fig. I. **Tuberculose du larynx** (vue d'ensemble). — Gross. 16.

L'épithélium est complètement détruit et manque sur toute son
étendue. La surface libre est formée par le fond de l'ulcération tuberculeuse, qui s'est développée de la manière suivante : les tubercules,
partant de la tunique propre de la muqueuse et de la sous-muqueuse,
et augmentant de volume concentriquement, ont atteint et rompu
l'épithélium. Le bord libre de l'ulcération est formé en partie par
leur centre caséeux, en partie par leur périphérie riche en cellules.

1. Tubercule situé dans la profondeur de la sous-muqueuse.
2. Restes de glandes à mucus.
3. Cartilage. . ·

Fig. II. **Tuberculose d'une grosse bronche.** — Gross. 54.
L'épithélium a disparu.
1. Cartilage.
2. Glandes à mucus, avec tissu interstitiel fortement infiltré.
3. Tubercules dont le centre commence à se caséifier, et riches en
cellules géantes.
4. Vaisseaux sanguins distendus parvenant tout près de la surface
de l'ulcération.

Planche 29. — **Bronchectasie.**

Fig. I. **Ectasie d'une petite bronche.** — Gross. 10.
1. Lumière dilatée, irrégulièrement dentelée. L'épithélium, toute la
muqueuse et la plus grande partie de la sous-muqueuse ont disparu ;
en un point (en 2) persiste encore un petit fragment de cartilage. La
paroi est fortement infiltrée de cellules rondes et sillonnée de nombreux vaisseaux remplis de sang (3). En dehors, tissu conjonctif à fibres denses, parsemé de pigment anthracotique (4).

Fig. II. **Fragment de la paroi d'une bronchectasie** (détail de la
figure précédente). — Gross. 127.
1. Lumière.
2. Cartilage.
3. Cavités du cartilage dilatées et remplies de leucocytes.
4. Vaisseaux dilatés et remplis de sang.

PLANCHE 30. — **Goitre.**

FIG. I. **Goitre colloïde.** — Gross. 56.
Les lumières glandulaires (1) sont dilatées et remplies d'une masse colloïde homogène (colorée ici en rouge clair).
L'épithélium (2) est par endroits un peu aplati.
Les cloisons conjonctives sont élargies.

FIG. II. **Goitre parenchymateux avec dégénérescence hyaline de la substance intermédiaire.** — Gross. 70.
1. Lumières glandulaires dilatées, en partie remplies de matière colloïde.
2. Epithélium glandulaire.
3. Tissu conjonctif sans noyaux, en dégénérescence hyaline.

PLANCHE 31. — **Atélectasie pulmonaire.**

FIG. I. **Atélectasie fœtale du poumon.** — Gross. 70.
Les parois alvéolaires sont encore très rapprochées les unes des autres ; les alvéoles ne sont pas déplissés. Aussi le tissu paraît-il beaucoup plus riche en noyaux que celui du poumon qui a respiré.
1. Bronchioles.
2. Infundibula.
3. Plèvre.

FIG. II. **Atélectasie pulmonaire par compression dans la pleurésie séro-fibrineuse.** — Gross. 70. Coloration des fibres élastiques.
Les parois alvéolaires et les fibres élastiques y contenues paraissent rapprochées les unes des autres, tassées, surtout dans les parties périphériques.
1. Plèvre épaissie par des dépôts inflammatoires.

PLANCHE 32. — **Anthracose et Sidérose.**

FIG. I. **Anthracose pulmonaire.** — GROSS. 100.
Dans le tissu pulmonaire fortement induré par néoformation conjonctive se montrent déposés des amas étoilés de pigment noir finement granuleux et des particules charbonneuses inhalées.

FIG. II. **Sidérose pulmonaire.** — GROSS. 330.
Le tissu pulmonaire est surchargé d'énormes masses de poussière de fer, dont les grains sont contenus pour la plupart dans des cellules, à l'intérieur des parois alvéolaires très élargies. Les noyaux de ces cellules sont recouverts par les grains ferrugineux. Entre elles, tissu fibreux, contenant peu de noyaux. Alvéoles en partie rétrécis. Dans les alvéoles conservés, épithélium proliféré, atypique, de forme cubique.

PLANCHE 33. — **Emphysème.**

FIG. I. **Emphysème pulmonaire.** — GROSS. 40.
Les espaces alvéolaires sont très dilatés, et les cloisons alvéolaires extrêmement amincies, pauvres en cellules, rompues sur bien des points, de sorte que plusieurs alvéoles communiquent largement ensemble.
1. Cloison interlobulaire.
2. Alvéoles encore à peu près normaux.
3. Alvéoles dilatés et confluents.

FIG. II. **Emphysème pulmonaire.**
Deux alvéoles, dont la cloison de séparation, devenue très mince et pauvre en noyaux, est sur le point de se rompre en son milieu.

FIG. III. **Emphysème pulmonaire.** — Pièce injectée. GROSS. 54.

PLANCHE 34. — **Induration brune et Congestion passive.**

FIG. I. **Induration brune du poumon.** — Gross. 130.

Cloisons alvéolaires très élargies par du tissu conjonctif néo-formé, ordonné autour des vaisseaux. En partie dans les cloisons alvéolaires, en partie dans la lumière des alvéoles, grosses cellules rondes chargées de pigment sanguin granuleux amorphe (cellules dites cardiaques).

FIG. II. **Congestion passive du poumon.** — Gross. 250.

1. Vaisseaux dilatés, gorgés de sang.
2. Capillaires sinueux, pleins de sang.
3. Lumière alvéolaire.
4. Tissu conjonctif interlobulaire augmenté.
5. Cellules en partie chargées de pigment sanguin, situées dans la lumière alvéolaire.
6. Pigment sanguin amorphe, libre.

PLANCHE 35. — **Infarctus et Embolie graisseuse.**

FIG. I. **Zone marginale d'un infarctus hémorrhagique du poumon.** — Gross. 40.

1. Tissu pulmonaire à alvéoles encore conservés.
2. Tissu pulmonaire comprimé, vide d'air.
3. Infarctus : le tissu pulmonaire est complètement inondé de globules rouges extravasés. Les noyaux se colorent mal ; une partie d'entre eux sont déjà nécrosés.

FIG. II. **Embolie graisseuse du poumon dans un cas de fracture d'un os long.** — Gross. 300. Préparation fraîche.

On voit un infundibulum et plusieurs alvéoles ; dans leurs parois, corpuscules jaunâtres, réfringents, arrondis, en boudin ou ramifiés, dont les uns sont contenus dans les capillaires, tandis que les autres en sont sortis au cours des manipulations.

PLANCHE 36. — Œdème, Splénisation, Pneumonie.

FIG. I. **Œdème du poumon.** — Gross. 127. Coupe à travers un fragment de poumon fixé par l'eau bouillante.

Dans les alvéoles (un peu dilatés par emphysème) se trouve une masse gris trouble, presque homogène, la sérosité de l'œdème coagulée, à laquelle sont mélangés des leucocytes et des cellules de l'épithélium alvéolaire desquamées.

FIG. II. **Splénisation marastique du poumon.** — Gross. 360.
1. Fibres élastiques limitant un alvéole. Dans celui-ci,
2. Sérosité de l'œdème coagulée.
3. Cellules de l'épithélium alvéolaire desquamées.
4. Leucocytes.
5. Globules rouges.

FIG. III. **Début d'hépatisation rouge dans la pneumonie fibrineuse.** — Gross. 340. Coloration de la fibrine par la méthode de Weigert.

Parois alvéolaires manifestement élargies par les capillaires gorgés de sang, et faisant dans la lumière des saillies sinueuses.

Dans les alvéoles, globules rouges, quelques cellules de l'épithélium alvéolaire desquamées, et touffes de fibrine en fins filaments.

PLANCHE 37. — Pneumonie.

FIG. I. **Pneumonie fibrineuse à l'acmé de l'hépatisation.** — Gross. 88. Coloration de la fibrine par la méthode de Weigert.

Les infundibula et les alvéoles sont remplis d'épais réseaux fibrineux (colorés en bleu, et un peu rétractés et détachés de la paroi alvéolaire par le durcissement). Dans quelques alvéoles, la coupe a complètement ou partiellement enlevé l'exsudat.

FIG. II. **Pneumonie fibrineuse au stade d'hépatisation grise.** Gross. 360. Coloration de la fibrine par la méthode de Weigert.
1. Début de dissolution des filaments du réseau fibrineux.

En 2, passage de l'exsudat d'un alvéole à l'autre par les stigmates de Cohn.
3. Leucocytes.
4. Cellules de l'épithélium alvéolaire desquamées, mélangées à l'exsudat.

PLANCHE 38. — Pneumonie et bronchopneumonie chroniques.

FIG. I. Carnification du poumon à la suite de la pneumonie fibrineuse. — Gross. 170. Coloration à l'orcéine.

Dans les alvéoles, que la mise en évidence des fibres élastiques (1) montre nettement limités, pousse un tissu conjonctif dense, à courtes fibres, assez riche en noyaux, disposé en faisceaux onduleux (2). Sur divers points, on reconnaît encore à côté d'eux des cellules de l'épithélium alvéolaire gonflées et en partie détachées.

FIG. II. Organisation de l'exsudat dans la broncho-pneumonie. — Pénétration d'un bourgeon de tissu conjonctif dans une petite bronche. Gross. 200.

1. Epithélium bronchique.
2. Bouchon de tissu conjonctif.

———

PLANCHE 39. — Bronchopneumonie.

FIG. I. Début de pneumonie catarrhale. — Gross. 250.

Dans les alvéoles, exsudat purement cellulaire, consistant principalement en grandes cellules de l'épithélium alvéolaire, polygonales ou tuméfiées et arrondies (1). A côté, seulement quelques leucocytes.

FIG. II. Foyer inflammatoire péribronchique avec début d'extension au tissu pulmonaire. — Gross. 80.

1. Lumière d'une petite bronche, remplie de corpuscules du pus et de coccus (pneumocoque et streptocoque).
2. Epithélium bronchique infiltré de corpuscules du pus.
3. Même infiltration dans la tunique musculaire.

Dans le tissu péribronchique, également très nombreux leucocytes et vaisseaux sanguins fortement dilatés (4). L'infiltration s'étend aux parois et à la lumière des alvéoles adjacents (5).

———

PLANCHE 40. — **Bronchopneumonie.**

FIG. I. **Broncho-pneumonie lobulaire (suppurée) post-diphthérique**. — Gross. 250.
1. Bronche remplie de blocs épithéliaux détachés par rangées et de
corpuscules du pus. Sa paroi est également infiltrée de corpuscules
du pus.
Cloisons alvéolaires à vaisseaux très injectés.
Dans les lumières alvéolaires, exsudat purement cellulaire, consistant principalement en leucocytes, accessoirement en cellules épithéliales desquamées.

FIG. II. **Pneumonie lobulaire post-diphthérique.** — Coloration
de la fibrine par la méthode de Weigert. Gross. 280.
L'exsudat intra-alvéolaire est à la fois cellulaire et fibrineux (2).
Forte injection des capillaires alvéolaires. Les cellules intra-alvéolaires
sont surtout des leucocytes, accessoirement des cellules épithéliales et
des cellules géantes (1). Ces dernières proviennent manifestement de
cellules de l'épithélium alvéolaire fusionnées ; leur protoplasma, très
abondant, est chargé de toutes sortes de détritus, débris de noyaux,
particules de fibrine, etc.

PLANCHE 41. — Abcès et Bronchite caséeuse.

FIG. I. **Abcès embolique du poumon dans un cas de pyohémie**
(Pneumonie insulaire, embolique et suppurée). — Gross. 75.
Dans les lumières et cloisons alvéolaires, nombreux leucocytes autour des amas de coccus (colorés en bleu). Le tissu pulmonaire a subi
en partie la fonte purulente.

FIG. II. **Bronchite caséeuse.** — Gross. 40.
Coupe transversale de la paroi d'une petite bronche avec le tissu
pulmonaire adjacent.
La paroi bronchique est complètement détruite, en nécrose caséeuse (1) ; les masses caséeuses remplissent en partie la lumière (2). Le
processus tuberculeux se poursuit circulairement dans le tissu pulmonaire ambiant, dont les alvéoles sont infiltrés et remplis de nombreux
tubercules confluents (3).

PLANCHE 42. — Tuberculose.

FIG. I. **Tuberculose miliaire du poumon.** — Gross. 35.

Les tubercules à centre caséeux (2) sont entourés de tissu alvéolaire libre, contenant de l'air (1). Déjà plusieurs se réunissent en gros nodules.

3. Cellules géantes.

FIG. II. **Pneumonie caséeuse.** — Coloration de la fibrine et de l'élastine d'après Weigert. Gross. 70.

Le tissu est déjà complètement nécrosé ; dans les parois et les lumières alvéolaires, on ne reconnaît plus aucun noyau. Dans la lumière des alvéoles, masse terne, granuleuse (caséeuse) de détritus avec quelques fragments de chromatine (3), et, surtout dans les parties périphériques, de la fibrine, en assez grande abondance, et encore bien conservée. Quelques alvéoles sont complètement remplis d'un réseau dense de fibrine (4), comme dans la pneumonie fibrineuse.

Dans les parois alvéolaires (1) et vasculaires (2), fibres élastiques encore nettement reconnaissables.

PLANCHE 43. — Tuberculose.

FIG. I. **Pneumonie tuberculeuse miliaire.** — Gross. 170.
Coloration de la fibrine et de l'élastine d'après Weigert.

Plusieurs alvéoles contigus sont remplis d'un exsudat cellulo-fibrineux. Les cellules consistent principalement en épithélium desquamé ; une partie de leurs noyaux ne se colorent plus (début de nécrose caséeuse). Prolifération de l'épithélium resté adhérent à la paroi.

FIG. II. **Caséification de l'exsudat d'un alvéole pulmonaire, dans la pneumonie caséeuse.** — Gross. 360. Coloration de l'élastine.

L'alvéole est rempli d'une masse grise finement grumeleuse avec de nombreux noyaux à différents stades de destruction. Les corps cellulaires ne sont plus reconnaissables.

— 33 —

FIG. I. **Pneumonie desquamative (von Buhl) au voisinage d'un foyer tuberculeux du poumon.** — Gross. 340.

1. Cellules de l'épithélium alvéolaire cubiques et cylindriques, par prolifération atypique.

2. Épithélium alvéolaire desquamé, en tuméfaction vésiculeuse.

3. Le même chargé de pigment anthracotique.

FIG. II. **Prolifération et desquamation de l'épithélium alvéolaire dans la pneumonie tuberculeuse.** — Gross. 520.

1. Bouchon fibrineux dans un alvéole.

2. Ponts interalvéolaires de fibrine (stigmates de Cohn).

3. Épithélium alvéolaire proliféré et en partie détaché de la couche sous-jacente.

4. Fibres élastiques de la paroi alvéolaire.

PLANCHE 45. — **Tuberculose.**

FIG. I. **Paroi d'une caverne tuberculeuse du poumon avec cirrhose du sommet.** — Gross. 16.

1. Lumière de la caverne.

2. Masses caséeuses s'éliminant par fragments.

3. Tissu conjonctif fibrillaire dense, contenant du pigment anthracotique.

4. Alvéoles tassés, à épithélium proliféré.

FIG. II. **Induration ardoisée du poumon dans la tuberculose ancienne du sommet** (cirrhose). — Gross. 55.

1. Tissu pulmonaire distendu par l'emphysème.

2. Partie indurée, calleuse : tissu conjonctif dense, pauvre en noyaux, et parsemé de nombreux petits amas de pigment noir.

FIG. I. **Pneumonie blanche (pneumonie syphilitique) du nouveau-né.** — Gross. 250.

Les parois alvéolaires sont très épaissies par du tissu conjonctif riche en cellules (1). Dans la lumière des alvéoles, très nombreuses grandes cellules épithéliales desquamées (2) et quelques leucocytes.

FIG. II. **Pneumonie interstitielle indurée dans la syphilis héréditaire.** — Gross. 80.

Les cloisons conjonctives des alvéoles sont très élargies (1) et remplissent la plus grande partie du champ de la préparation. Les cavités alvéolaires sont très rétrécies et ressemblent à des conduits glandulaires (2), avec un épithélium cubique, par prolifération atypique.

PLANCHE 47. — **Pleurésie.**

FIG. I. **Pleurésie fibrineuse aiguë dans la pneumonie franche.** — Gross. 66. Coloration de la fibrine par la méthode de Weigert.

1. Revêtement fibrineux contenant des leucocytes.

4. Tissu pulmonaire infiltré et exsudat pneumonique. Entre les deux (3), plèvre pulmonaire épaissie, parsemée de jeunes cellules conjonctives et de bourgeons vasculaires à parois ténues ; dans la lumière de ceux-ci, leucocytes et fibrine (en 2).

FIG. II. **Début d'organisation dans la pleurésie fibrineuse** (détail de la figure précédente). — Gross. 340.

1. Couche de fibrine (la plèvre pulmonaire se trouve derrière 2).

3. Jeunes vaisseaux se dirigeant vers la couche de fibrine.

4. Un de ces vaisseaux oblitéré par de récents dépôts de fibrine

5. Grandes cellules épithélioïdes à noyaux vésiculeux.

6. Jeunes cellules fusiformes du tissu conjonctif.

7. Lymphocytes.

8. Leucocytes.

VI. — APPAREIL DIGESTIF

PLANCHE 48. — **Variole de la langue et Tuberculose du pharynx.**

FIG. I. **Variole de la langue.** — Gross. 75.

1. Epithélium nécrosé, détruit dans toute son épaisseur. Sous-muqueuse infiltrée de vaisseaux fortement injectés.

2. Glandes de la sous-muqueuse nécrosées, avec des cavités glandulaires dilatées en kystes et remplies de mucus.

3. Musculature.

FIG. II. **Tuberculose du pharynx.** — Gross. 75.

1. Epithélium, par places très mince et près de se rompre. Au-dessous, dans le stratum proprium, nombreux tubercules confluents avec début de nécrose et beaucoup de cellules géantes (2).

3. Glandes à mucus.

PLANCHE 49. — **Angine diphthérique.**

FIG. I. **Diphthérie pharyngée.** Gross. 80.

L'exsudation de fibrine (1) entre les épithéliums nécrosés est déjà assez avancée; la nécrose n'a pas encore tout à fait atteint la surface. Dans la sous-muqueuse (2), vaisseaux dilatés; quelques-uns sont remplis de thrombus fibrineux (3).

FIG. II. **Diphthérie de l'amygdale.** — Gross. 280.

1. Revêtement fibrineux contenant des noyaux en voie de destruction.

2. Zone de l'épithélium, dont la plupart des cellules ont disparu.

3. Noyaux de cellules épithéliales.

4. Lymphocytes d'un follicule amygdalien.

PLANCHE 50 — **Parotidite et Muguet œsophagien.**

FIG. I. **Parotidite aiguë suppurée** (embolique) dans l'appendicite. — Gross. 70.

L'interstice des lobules glandulaires est le siège d'une infiltration purulente compacte ; les acini eux-mêmes sont pour la plupart détruits et également infiltrés de nombreux leucocytes (2); peu d'entre eux sont encore conservés (1). En quelques points, amas foncés de coccus pyogènes (3).

FIG. II. **Végétation de muguet dans l'œsophage.** — Gross. 270. Coloration par la méthode de Gram.

Les couches supérieures de l'épithélium sont plus lâches, ont moins de cohésion. Elles sont infiltrées et dissociées par le mycélium du muguet, avec ses filaments nettement cloisonnés. Dans les couches inférieures de l'épithélium (à droite), nombreux leucocytes.

———————

PLANCHE 51. — **Gastrite chronique.**

FIG. I. **Gastrite granuleuse chronique.** — Gross. 30.

1. Muqueuse.
2. Col des glandes, ayant proliféré et très sinueux.
3. Stratum proprium épaissi par une infiltration serrée de cellules rondes ; il offre des saillies d'aspect papillaire. Au-dessous, muscularis mucosæ et sous-muqueuse.
4. Tunique musculaire.
5. Séreuse avec couche adipeuse sous-séreuse.

FIG. II. **Catarrhe chronique de l'estomac.** — Gross. 160.

Augmentation notable des cellules du stratum proprium, et élargissement des espaces interglandulaires.

Dans les cellules glandulaires, nombreuses figures de mitose; beaucoup d'entre elles sont transformées en cellules caliciformes (1).

———————

FIG. I. **Gastrite nécrosante hémorrhagique dans l'empoisonnement par l'acide sulfurique** (chez le chien). — Gross. 80.

Les couches supérieures de la muqueuse sont nécrosées, escharifiées,
et infiltrées de nombreux globules rouges ; les glandes ne sont plus
visibles à ce niveau (1).

2. Partie conservée des glandes ; nombreuses cellules rondes dans
le stratum proprium.

3. Muscularis mucosæ.

4. Sous-muqueuse.

FIG. II. **Erosion hémorrhagique de l'estomac.** — Gross. 57.

Les couches superficielles de la muqueuse ont disparu.

1. Restes glandulaires.

2. Revêtement formé de globules rouges agglutinés et de parties
nécrosées de la muqueuse.

En 3, stratum proprium à nu.

4. Muscularis mucosæ.

5. Sous-muqueuse.

6. Couche musculaire circulaire.

PLANCHE 53. — **Ulcère rond.**

FIG. I. **Ulcère rond de l'estomac avec érosion d'un vaisseau.** —
Gross. 16.

1. Bord de l'ulcère ; à ce niveau, la muqueuse, la muscularis mucosæ et la sous-muqueuse sont conservées.

L'ulcère s'étend jusqu'à la couche musculaire la plus interne ; son
fond (2) est recouvert de masses nécrosées.

3. Vaisseau artériel érodé avec lumière thrombosée.

FIG. II. **Bord d'un ulcère rond de l'estomac.** — Gross. 64.

1. Muqueuse.

2. Muscularis mucosæ.

3. Sous-muqueuse.

4. Tunique musculaire.

5. Fond infiltré de l'ulcère, dans les couches externes de la tunique
musculaire.

FIG. I. **Début de carcinome de l'estomac.** — Gross. 54.

A gauche, surface libre de la muqueuse gastrique.

1. Glandes ayant proliféré, à plusieurs couches d'épithélium.

2. Muscularis mucosæ, rompue en un point par la prolifération glandulaire.

3. Sous-muqueuse.

4. Alvéoles cancéreux situés dans la sous-muqueuse.

FIG. II. **Rétrécissement serré du pylore par un squirrhe de l'estomac.** — Gross. 13.

La lumière est extrêmement rétrécie, et la muqueuse a complètement disparu.

1. Tractus conjonctifs avec alvéoles cancéreux étroits, en forme de fentes ; entre eux, la tunique musculaire très hypertrophiée.

PLANCHE 55. — **Atrophie de l'intestin.**

FIG. I. **Atrophie du gros intestin** chez un enfant atteint de tuberculose chronique. — Gross. 85.

Muqueuse très mince, avec des glandes fort courtes (1) et un stratum proprium un peu épaissi (2).

2. Muscularis mucosæ.

3. Sous-muqueuse.

4. Tunique musculaire.

5. Séreuse.

FIG. II. **Atrophie brune de la tunique musculaire de l'intestin grêle dans la cachexie cancéreuse.** — Gross. 330.

Presque toutes les cellules musculaires sont remplies d'un pigment brunâtre finement granuleux, qui recouvre les noyaux.

PLANCHE 56. — Colite et Dysenterie.

FIG. I. **Colite pseudo-membraneuse dans l'empoisonnement par le sublimé.** — Gross. 20.
1. Muqueuse nécrosée, escharifiée.
2. Barrière de leucocytes à la limite de l'eschare.
3. Sous-muqueuse très injectée.
4. Tunique musculaire.

FIG. II. **Dysenterie du gros intestin.** — Gross. 50.
Les couches superficielles de la muqueuse sont nécrosées. Dans les couches profondes sont amassés entre les glandes de nombreux leucocytes (1).
2. Thrombus fibrineux dans une artériole.
3. Muscularis mucosæ rompue sur plusieurs points par des amas leucocytiques.
4. Sous-muqueuse à vaisseaux très dilatés.

PLANCHE 57. — Fièvre typhoïde.

FIG. I. **Fièvre typhoïde. Tuméfaction molle d'un follicule du gros intestin.** — Gross. 50.
Le follicule, fortement augmenté de volume, est à peine séparable des parties voisines infiltrées. A son sommet, la muqueuse a presque complètement disparu.
1. Restes de glandes de Lieberkühn.
2. Sous-muqueuse infiltrée.
3. Restes de follicules.

FIG. II. **Fièvre typhoïde. Tuméfaction molle avec début de nécrose d'un follicule.** — Gross. 50.
Le centre du follicule commence déjà à se nécroser ; on y trouve un léger exsudat fibrineux (3). Dans la sous-muqueuse (4), forte injection des vaisseaux et nombreuses grandes cellules rondes vivement colorées par l'éosine.
1. Muqueuse infiltrée de leucocytes.
2. Muscularis mucosæ.
5. Tunique musculaire.

PLANCHE 58. — **Fièvre typhoïde. Dysenterie.**

FIG. I. **Fièvre typhoïde. Ulcération après chute de l'eschare.** — Gross. 50.

Le bord de la perte de substance descend à pic vers le fond dans la sous-muqueuse. Au fond, encore quelques fragments de tissu nécrosé, infiltré de leucocytes.

1. Muqueuse.
2. Muscularis mucosæ.
3. Sous-muqueuse à vaisseaux sanguins gorgés de sang.
4. Tunique musculaire.

FIG. II. **Lymphangite intestinale. Thrombus cellulaire dans un vaisseau lymphatique de la sous-muqueuse, au cours de la dysenterie.** — Gross. 360.

1. Vaisseau lymphatique contenant de grandes cellules polygonales, les unes nécrosées, d'autres ayant deux noyaux; entre elles, quelques leucocytes.

PLANCHE 59. — **Tuberculose.**

FIG. I. **Début de tuberculose appendiculaire.** Gross. 80.

Muqueuse bien conservée, mais à stratum proprium infiltré.

1. Dans la sous-muqueuse, nodule cellulaire assez nettement circonscrit, avec début de nécrose centrale.

FIG. II. **Fragment du bord d'une ulcération tuberculeuse de l'intestin.** — Gross. 80.

Une grande partie de la muqueuse a disparu par élimination du tissu caséeux.

3. Bord surplombant de l'ulcération tuberculeuse.
2. Fond de l'ulcère, avec un nodule récent en 1.

Tous les vaisseaux sanguins sont très dilatés.

PLANCHE 60. — **Péritonite.**

FIG. I. **Début de péritonite purulente 24 heures après la liga-ture de l'intestin** (chez le cobaye). — Gross. 625. Coloration de la fibrine.

1. Tissu conjonctif péritonéal en coupe longitudinale et trans-versale.

2. Epithélium.

3. Exsudat consistant en quelques filaments fibrineux (dont certains se voient même entre l'épithélium et le tissu conjonctif de la séreuse), nombreux leucocytes et globules rouges. Entre ces éléments, noyaux de cellules épithéliales desquamées et di-vers microbes.

FIG. II. **Péritonite tuberculeuse.** — Gross. 72.

1. Epithélium.

2. Tissu conjonctif de la séreuse infiltré.

3. Tissu conjonctif sous-séreux.

4. Tubercules à cellules géantes.

5. Saillie en forme de touffe.

VII. — FOIE

Planche 61. — Foie cardiaque.

Fig. I. — Foie muscade. — Gross. 54.
On voit sur la figure quatre lobules coupés presque transversalement, dont les zones périphériques se continuent les unes avec les autres sans limites tranchées.

Fig. II. — Foie muscade avec stéatose au stade d'atrophie. — Gross. 170.
On voit un segment de lobule hépatique coupé transversalement.
1. Veine centrale.
2. Zone centrale du lobule, dans le domaine de laquelle les trabécules cellulaires sont interrompues dans leur continuité et des espaces caverneux, remplis de globules rouges, se sont développés aux dépens des capillaires portes très dilatés.
3. Trabécules cellulaires de la zone périphérique remplies de nombreuses vacuoles claires, correspondant aux gouttelettes graisseuses extraites.

Planche 62. — Infiltration graisseuse.

Fig. I. — Infiltration graisseuse du foie dans la phtisie pulmonaire. — Gross. 54.
Dans les zones périphériques des lobules, les trabécules cellulaires sont farcies de vacuoles adipeuses arrondies, donnant au tissu l'aspect troué d'un crible.
1. Veine centrale.
2. Zone périphérique du lobule infiltrée de graisse.
3. Espace interlobulaire, avec rameaux de la veine porte et de l'artère hépatique et canalicules biliaires.

Fig. II. — Infiltration graisseuse du foie dans la phtisie pulmonaire. — Gross. 170.
1. Veine centrale.
2. Zone périphérique du lobule, dans le domaine de laquelle les cellules hépatiques contiennent de grandes vacuoles adipeuses.

PLANCHE 63. — **Atrophie jaune aiguë.**

FIG. I. — **Atrophie jaune aiguë du foie avec hémorrhagies.** — Gross. 100.

La structure du foie est presque complètement effacée ; à la place des trabécules cellulaires se voit un tissu grossièrement alvéolaire, parsemé en plusieurs endroits de foyers hémorrhagiques. Les noyaux des cellules hépatiques sont en partie détruits. Les noyaux de l'endothélium des capillaires sont conservés.

FIG. II. — **Prolifération des canalicules biliaires dans l'atrophie jaune aiguë du foie.** — Gross. 80.

1. Tissu en dégénérescence graisseuse presque complète, farci de vacuoles.

2. Tissu conjonctif jeune avec nombreux segments courts ou longs de canaux épithéliaux étroits (canalicules biliaires néoformés). Entre eux, encore quelques petits îlots de tissu hépatique conservé (ou régénéré).

PLANCHE 64. — **Tuméfaction trouble. Atrophie jaune aiguë. Atrophie sénile.**

FIG. I. — **Tuméfaction trouble du foie dans la septicémie.** — Préparation fraîche par dissociation. Gross. 300.

Les diverses cellules hépatiques, très faciles à isoler, sont fortement augmentées de volume, arrondies, en partie gonflées en forme de ballon Leur protoplasma est rempli de nombreuses granulations très fines, gris trouble. En 1, cellule étoilée de Kupffer également tuméfiée.

FIG. II. — **Atrophie jaune aiguë du foie.** — Préparation fraîche par dissociation. Gross. 300.

Destruction avancée et dégénérescence graisseuse des cellules hépatiques ; les diverses cellules sont augmentées de volume, comme gonflées, criblées de gouttelettes graisseuses de différente grosseur et de granulations jaunes de pigment biliaire. La plupart des noyaux sont cachés. Dans l'intervalle, graisse rendue libre par l'éclatement de certaines cellules.

FIG. III. — **Atrophie brune sénile du foie.** — Gross. 64.

On voit dans le champ du microscope plus de lobules hépatiques qu'à l'état normal, en raison de leur réduction générale de volume.

1. Veine centrale en coupe transversale.

2. Zone centrale du lobule, remplie de pigment brun.

3. Zone périphérique, non pigmentée.

PLANCHE 65. — **Dégénérescence amyloïde.**

FIG. I. — **Dégénérescence amyloïde du foie.** — Gross. 98. (Eosine et hématoxyline).

1. Veine centrale. Les capillaires porte qui s'y jettent ont leurs parois épaissies, sous forme de blocs et de rubans homogènes ; les noyaux de l'endothélium capillaire sont bien conservés. Les trabécules cellulaires, comprimées et atrophiées, sont réduites à l'état de tractus étroits.

FIG. II. — **Dégénérescence amyloïde avancée du foie.** — Gross. 67. (Picrocarmin).

La confluence des blocs amyloïdes a, par places (en haut et à droite), complètement étouffé les trabécules cellulaires ; ailleurs, elles se montrent très atrophiées. La structure lobulaire est effacée.

PLANCHE 66. — **Cirrhose atrophique.**

FIG. I. — **Cirrhose atrophique.** — Gross. 40.

Des tractus conjonctifs à limites nettes (2) ont découpé le tissu hépatique en îlots irréguliers, d'étendue variable. Même dans les plus grands d'entre eux (1), l'ordination régulière des trabécules cellulaires du lobule n'est plus reconnaissable. Des veines centrales, les unes ont disparu, les autres sont refoulées excentriquement (en haut et à droite).

En 3, petits îlots isolés de cellules hépatiques.

Dans le tissu conjonctif, divers amas épais de cellules rondes, et (à gauche) quelques tubes épithéliaux à noyaux foncés (néocanalicules biliaires).

FIG. II. — **Cirrhose atrophique avec infiltration graisseuse.** — (Foie gras cirrhotique). Gross. 40. Coupe après congélation.

1. Ilots détachés de cellules hépatiques avec perte de la structure lobulaire.

2. Dépôts de gouttelettes graisseuses dans les cellules hépatiques.

3. Tissu conjonctif à longues fibres et à limites nettes.

4. Pigment biliaire.

PLANCHE 67. — Cirrhose hypertrophique.

FIG. I. — Cirrhose diffuse (c. hypertrophique). — Gross. 160.
La structure lobulaire est complètement effacée.
La prolifération abondante d'un tissu conjonctif jeune, à courtes
fibres, a découpé le tissu hépatique en nombreuses travées cellulaires étroites. Dans ce tissu conjonctif, espaces capillaires très
larges à épithélium bien conservé.

FIG. II. — Cirrhose diffuse (c. hypertrophique) avec néo-cana-
licules biliaires. — Gross. 160.
Le tissu hépatique n'est plus représenté que par de très petits
tronçons cellulaires largement séparés par la néoformation conjonctive. En bas, tissu conjonctif plus dense ; au voisinage d'un
vaisseau sanguin, amas de cellules rondes.
Dans le tissu conjonctif, canalicules biliaires proliférés et
néoformés.

PLANCHE 68. — Cirrhose hypertrophique.
Foie éclamptique.

FIG. I. — Cirrhose hypertrophique avec néoformation de canalicules biliaires. — Gross. 270.
En haut et à gauche, îlot de cellules hépatiques hypertrophiées,
disposées en cordons et dont certaines ont plusieurs noyaux.
Dans le tissu conjonctif jeune, riche en cellules, grandes cellules épithéliales dessinant par leur agencement des canalicules
cylindriques. (Néoformation de canalicules biliaires aux dépens
de cellules hépatiques).

FIG. II. — Nécroses circonscrites multiples du foie dans
l'éclampsie puerpérale. — Gross. 75.
Dans le tissu hépatique sain sur le reste de son étendue (1)
se trouvent des zones nettement délimitées (2) dans le territoire
desquelles les cellules hépatiques sont très pâles, leurs noyaux
ne se colorent plus, et ceux de l'endothélium capillaire restent
seuls conservés.

PLANCHE 69. — **Foie leucémique. Pyléphlébite suppurée.**

FIG. I. — **Foie dans la leucémie (infiltration leucémique). —** Gross. 80.

1. Veine centrale.

Très nombreux lymphocytes dans les capillaires porte entre les trabécules cellulaires.

2. Tissu conjonctif périportal également infiltré d'amas étoilés de lymphocytes.

FIG. II. — **Thrombose suppurée de la veine porte par embolie microbienne. —** Gross. 88.

1. Paroi d'une grosse branche de la veine porte avec tissu périportal infiltré.

2. Tissu hépatique avec trabécules cellulaires en partie comprimées et ordonnées en couches concentriques.

3. Zone nécrosée.

4. Corpuscules du pus.

5. Amas microbiens (staphylocoques).

PLANCHE 70. — **Tuberculose du foie et des voies biliaires.**

FIG. I. — **Tuberculose miliaire du foie. —** Gross. 72.

Deux foyers formés de petits tubercules confluents. On reconnaît encore nettement leur développement aux dépens de nodules distincts. Cellules géantes arrondies. Siège dans le tissu périportal au voisinage d'un ramuscule porte.

FIG. II. — **Chlolangite tuberculeuse (périangiocholite tuberculeuse). —** Gross. 63.

1. Épithélium d'un assez grand canal biliaire.

2. Tissu hépatique adjacent très infiltré de graisse.

3. Centre caséeux d'un grand foyer tuberculeux ; sur le bord, on reconnaît encore la confluence de plusieurs petits nodules.

4. Rupture du foyer dans la lumière du canal biliaire, qui est remplie de masses caséeuses et de blocs de pigment biliaire.

PLANCHE 71. — **Syphilis hépatique.**

FIG. I. — **Hépatite gommeuse récente dans la syphilis acquise.**
Deux nodules miliaires à centre caséeux et à périphérie fibreuse.
Le tissu hépatique ambiant est très fortement infiltré de cellules
rondes.

FIG. II. — **Grosses gommes calcifiées du foie avec cirrhose
syphilitique secondaire. — Gross. 30.**
1. Petits îlots persistants de cellules hépatiques ; autour, tissu
fibreux très dense à fibres compactes (2), avec nombreux vaisseaux (3) dont la paroi est très épaissie et la lumière presque
oblitérée par des proliférations endartéritiques.
4. Grands foyers caséeux avec incrustations calcaires annulaires.
(Au lieu de 5, lire 3 sur la planche).

———

PLANCHE 72. — **Syphilis hépatique acquise et héréditaire.**

FIG. I. — **Cirrhose syphilitique avec enfoncement cicatriciel
de la capsule. — Gross. 35.**
1. Capsule du foie.
2. Enfoncement cicatriciel de cette capsule au-dessus d'un point
fortement rétracté, presque complètement remplacé par du tissu
conjonctif.
3. Grand foyer fibreux avec nombreux canalicules biliaires.
4. Grands et petits îlots détachés de cellules hépatiques.

FIG. II. — **Induration diffuse et formation de gommes dans le
foie du nouveau-né atteint de syphilis héréditaire. — Gross. 63.**
1. Tissu fibreux néoformé, détruisant la structure lobulaire et
dissociant les trabécules cellulaires en petits groupes.
2. Amas de cellules rondes avec début de destruction du noyau
au centre et périphérie fibreuse (gomme au début).

———

PLANCHE 73. — Syphilis hépatique héréditaire.

FIG. I. — Prolifération du tissu conjonctif des espaces porte dans le foie du nouveau-né atteint de syphilis héréditaire. — Gross. 75.

Le tissu conjonctif périportal est fortement augmenté, et disposé en couches concentriques.

1. Canalicule biliaire.

2. Branche de la veine porte à paroi épaissie.

Fig. II. — Induration diffuse du foie du nouveau-né atteint de syphilis héréditaire. — Gross. 280.

1. Tissu conjonctif intertrabéculaire très épaissi, avec nombreux noyaux d'endothéliums capillaires.

2. Fort amas de cellules avec début de destruction des noyaux (gomme au début).

PLANCHE 74. — Kyste hydatique.

FIG. I. — Kyste hydatique alvéolaire du foie. — Gross. 26. (Picrocarmin).

1. Restes de tissu hépatique.

2. Tissu conjonctif fortement infiltré de cellules rondes.

3. Petits kystes échinococciques tapissés de membranes chitineuses à replis onduleux.

FIG. II. — Scolex d'échinocoque provenant d'un kyste hydatique alvéolaire du foie.

A gauche la membrane pariétale.

1. Rostre avec couronne de crochets.

2. Corpuscules calcaires.

FIG. III. — Membrane chitineuse provenant d'un kyste hydatique du foie. — Gross. 385.

On voit la striation longitudinale produite par les lamelles stratifiées. A droite, la couche parenchymateuse plus lâche.

DURCK. Histologie pathol. 4

VIII. — PANCRÉAS

Planche 75. — Nécrose du pancréas.

Fig. I. — **Dégénérescence graisseuse et nécrose du pancréas.** — Gross. 74.

1. Zone de parenchyme dans laquelle les cellules se montrent tassées et réunies en assez gros amas.

2. Cloison conjonctive élargie avec noyaux nécrosés.

3. Tissu adipeux nécrosé avec structure d'aspect trabéculaire.

Fig. II. — **Nécrose du pancréas.** — Préparation fraîche par dissociation. Gross. 280.

On voit de nombreuses vésicules adipeuses, grandes et petites, certaines d'entre elles avec une bordure hyaline semi-lunaire (en bas et à gauche). A côté, aiguilles d'acides gras disposées en forme de touffes et d'étoiles.

IX. — REIN

Planche 76. — Rein cardiaque.

Fig. I. — **Rein cardiaque.** — Gross. 130.

Tous les capillaires et les veines ainsi que les anses glomérulaires sont très dilatés et bourrés de globules rouges. Dans les canalicules urinaires, masses albumineuses un peu vacuolaires ; dans les espaces glomérulo-capsulaires, albumine coagulée en abondance.

Fig. II. — **Induration cyanotique du rein.** — Gross. 54.

Tous les vaisseaux sanguins sont très dilatés.

1. Zone corticale sous-capsulaire.

2. Foyer d'induration, dans le territoire duquel le tissu interstitiel est augmenté, riche en cellules, les capsules de Bowmann sont épaissies, les tubes urinaires comprimés. Certains ont même complètement disparu.

PLANCHE 77. — **Infarctus du rein.**

Fɪɢ. I. — **Infarctus anémique du rein.** — Gross. 72.
1. Tissu rénal complètement nécrosé, privé de noyaux.
2. Zone marginale dans le territoire de laquelle le tissu inters-titiel est infiltré de nombreux leucocytes à noyaux fragmentés.

Fɪɢ. II. — **Fragment du bord d'un infarctus anémique du rein.** — (Détail de la fig. précédente). Gross. 260.
1. Tubes urinaires nécrosés, sans noyaux, en partie remplis de cellules épithéliales desquamées. Au milieu, glomérule nécrosé dont le peloton vasculaire est privé de noyaux. Dans le tissu interstitiel, et par points isolés dans le glomérule, amas de leu-cocytes à noyaux fragmentés.

PLANCHE 78. — **Infarctus du rein.**

Fɪɢ. I. — **Infarctus hémorrhagique du rein.** — Gross. 260.
Tissu rénal complètement nécrosé; quelques noyaux seulement se colorent encore. Desquamation partielle de l'épithélium des tubes. Tissu interstitiel élargi, rempli, ainsi que le glomérule visible en haut et à droite, de globules rouges très serrés.

Fɪɢ. II. — **Bord d'une cicatrice embolique du rein. (Infarctus organisé).** — Gross. 50.
1. Tissu rénal normal.
2. Foyer de sclérose rétractile dans le territoire de l'infarctus. Dans ce foyer, glomérules complètement rétractés et transformés en boules de tissu conjonctif, avec quelques tubes régénérés.

PLANCHE 79. — Empoisonnement par le chlorate de potasse.
Infarctus uratique du nouveau-né.

FIG. I. — Substance médullaire du rein dans l'empoisonnement
par le chlorate de potasse. — Gross. 220.

La plupart des tubes droits sont remplis de volumineux cylindres de globules rouges dissous et de masses d'hémoglobine
agglutinée ; leur lumière est partiellement élargie.

FIG. II. — Infarctus uratique du rein du nouveau-né. —
Gross. 25.

On voit une papille dans laquelle la plupart des tubes collecteurs sont très dilatés et remplis de masses compactes de con-
crétions verdâtres (urate d'ammoniaque).

PLANCHE 80. — Mélanose. Ictère. Tuméfaction trouble.

FIG. I. — Mélanose du rein dans la mélanosarcomatose géné-
ralisée. — Gross. 150.

Les cellules épithéliales de la plupart des tubes sont remplies
de pigment brunâtre, finement granuleux. Par places, masses
pigmentaires dans la lumière des tubes, et même, sur quelques
points (en bas et à droite), aussi dans le tissu interstitiel.

FIG. II. — Ictère de l'épithélium des tubes urinifères. —
Gross. 160.

Quelques tubes ont leur épithélium fortement infiltré de pigment brun sombre. Cet épithélium est desquamé, libre dans la
lumière des tubes.

FIG. III. — Tube urinifère isolé dans la tuméfaction trouble du
rein. — Préparation fraîche par dissociation. Gross. 300.

Les cellules épithéliales sont très tuméfiées ; leurs limites et
leur noyau sont effacés, leur protoplasma rempli de granulations
volumineuses, d'aspect poussiéreux (granulations albumineuses).

PLANCHE 81. — **Dégénérescence graisseuse.**

FIG. I. — **Dégénérescence graisseuse aiguë du rein (rein gravidique).** — Coupe après congélation. Coloration au Sudan. Gross. 680.

Tous les tubes urinifères sont très augmentés de volume et bourrés de gouttelettes graisseuses disposées en séries et colorées en rouge par le Sudan. Les couches cellulaires internes sont en partie indemnes. Le glomérule est bien conservé. En 1, cellules épithéliales en dégénérescence graisseuse et desquamées dans la cavité capsulaire.

PLANCHE 82. — **Dégénérescence amyloïde.**

FIG. I. — **Dégénérescence amyloïde du rein.** — Coloration au vert d'iode. Gross. 54.

1. Glomérules à anses vasculaires en dégénérescence amyloïde.

2. Cylindres hyalins dans les tubes urinifères.

FIG. II. — **Dégénérescence amyloïde d'un glomérule rénal.** — Gross. 280.

1. Anses vasculaires en dégénérescence amyloïde complète, à parois très épaissies et à lumière obstruée.

2. Anse vasculaire encore perméable, dans la paroi de laquelle la dégénérescence ne fait que commencer.

PLANCHE 83. — Empoisonnement par le sublimé.
Néphrite aiguë.

FIG. I. — **Dégénérescence calcaire de l'épithélium des tubes urinifères dans l'empoisonnement par le sublimé.** — Coloration à l'hématoxyline alcaline. Gross. 320.

Dans presque tous les tubes, l'épithélium est nécrosé, en grande partie privé de noyaux, et desquamé. Beaucoup de ces tubes contiennent des blocs calcaires formés de grains agglomérés et colorés en bleu foncé.

FIG. II. — **Néphrite aiguë (dite parenchymateuse).** — Gross. 100.

1. Tubes urinifères à épithélium tuméfié, en partie nécrosé et privé de noyaux.

2. Amas de cellules rondes dans le tissu interstitiel. Les glomérules paraissent plus riches en noyaux qu'à l'état normal.

PLANCHE 84. — **Néphrites aiguë et subaiguë.**

FIG. I. — **Néphrite aiguë (parenchymateuse).** — Gross. 200.

Tubes urinifères dilatés, épithélium desquamé en maints endroits. Limites cellulaires indistinctes. Sur quelques points du tissu interstitiel et dans la lumière de certains tubes, amas de leucocytes à noyaux sombres, fragmentés.

FIG. II. — **Néphrite subaiguë.** — Gross. 100.

Tubes urinifères manifestement dilatés, à épithélium bas ; dans leur lumière, masses sans cohésion d'albumine coagulée. Le tissu interstitiel est partout presque uniformément élargi ; il contient de nombreux noyaux ronds et fusiformes.

PLANCHE 85. — Gros rein blanc.

Fig. I. — Gros rein blanc. — Gross. 330.
L'épithélium des tubes est partout desquamé ; les cellules ont leur protoplasma dissocié, et beaucoup ont perdu leur noyau ; dans la lumière des tubes, cellules desquamées et masses d'albumine coagulée.

Fig. II. — Néphrite chronique (parenchymateuse). — Gross. 160.
Tubes urinifères altérés comme dans la fig. I. Beaucoup d'entre eux sont remplis par une masse homogène, avec formation de cylindres hyalins. Tissu interstitiel élargi par places.

———————

PLANCHE 86. — Glomérulo-néphrites aiguë et chronique.

Fig. I. — Glomérulo-néphrite aiguë. — Gross. 320.
1. Epithélium glomérulaire desquamé, disposé en couches concentriques, et remplissant presque complètement l'espace inter-glomérulo-capsulaire. Au milieu de cet épithélium, le glomérule diminué de volume.
En 2, figure de mitose dans des cellules épithéliales.

Fig. II. — Glomérulo-néphrite chronique. — Gross. 320.
Capsule dissociée, épaissie, transformée en tissu conjonctif (5).
Cloisons conjonctives en partant et pénétrant entre les cellules épithéliales desquamées (3) et les leucocytes (4).
2. Couche la plus interne du tissu conjonctif, entourant le peloton vasculaire très réduit de volume (1). Sur celui-ci, épithélium desquamé ; dans sa lumière, leucocytes.

———————

PLANCHE 87. — **Sclérose rénale.**

FIG. I. — **Néphrite interstitielle en foyers.** — Gross. 70.

1. Tubes conservés.

2. Foyer de sclérose rétractile avec tissu interstitiel très élargi et en bien des points infiltré de cellules embryonnaires.

3. Glomérules rétractés, atrophiés, transformés en tissu conjonctif.

FIG. II. — **Atrophie scléreuse secondaire, à la suite de la néphrite parenchymateuse chronique.** = Gross. 70.

Les tubes, dans les parties conservées, ont un épithélium très bas, atrophié, et une lumière manifestement dilatée. Dans la partie supérieure de la figure, le parenchyme a presque complètement disparu, le tissu interstitiel est très élargi, riche en cellules ; à la place des glomérules, boules de tissu conjonctif pauvres en noyaux ; vaisseaux fortement injectés.

PLANCHE 88. — **Sclérose rénale.**

FIG. I. — **Néphrite interstitielle atrophique** (type classique). — Gross. 65.

1. Territoire à tubes conservés. Au-dessus et au-dessous, le parenchyme a presque complètement disparu. Le tissu interstitiel est fortement infiltré. Les glomérules, scléreux et rétractés, sont manifestement très rapprochés les uns des autres. En bas et à gauche, vaisseaux artériels à parois épaissies.

FIG. II. — **Néphrite interstitielle chronique avec formations kystiques.** — Gross. 75.

1. Tubes conservés.

2. Tubes en état de dilatation kystique, dans lesquels l'épithélium a disparu.

3. Contenu colloïde de certains kystes.

4. Foyer de sclérose rétractile avec tubes très comprimés.

PLANCHE 89. — **Sclérose rénale. Abcès du rein.**

FIG. I. — **Rein artério-scléreux.** — Gross. 80.
1. Tubes conservés avec épithélium très bas, en partie desquamé.
2. Glomérules scléreux rétractés.
3. Vaisseaux artériels à paroi très épaissie.
4. Foyer de sclérose, dans le territoire duquel la plupart des tubes ont disparu et sont remplacés par du tissu conjonctif.

FIG. II. — **Abcès embolique du rein dans la septico-pyohémie.**
1. Glomérule, avec embolies microbiennes dans les anses vasculaires.
2. Tissu rénal infiltré de pus.
3. Amas de staphylocoques.

———————

PLANCHE 90. — **Pyélonéphrite. Staphylococcie rénale.**

FIG. I. — **Pyélonéphrite ascendante suppurée.** — Gross. 80.
1. Tubes collecteurs comprimés.
2. Tubes collecteurs très dilatés, remplis de leucocytes et d'amas microbiens sombres. Epithélium conservé, mais très bas.

FIG. II. — **Staphylocoques dans un glomérule, au cours de la pyohémie.** — Gross. 520.
Dans les anses vasculaires, gros amas staphylococciques ; staphylocoques isolés dans la capsule de Bowmann.

———————

X. — CAPSULES SURRÉNALES. VESSIE

XI. — PROSTATE

XII. — TESTICULE

XIII. — UTÉRUS

Fig. I. **Endométrite glandulaire kystique du col utérin.** — Gross. 30.

1. Musculature.

2. Glandes cervicales en état de dilatation kystique et complètement remplies de masses de mucus.

Fig. II. **Endométrite glandulaire chronique.** — Gross. 40.

Glandes utérines très fortement proliférées, allongées, contournées en tire-bouchon.

XIV. — TROMPE ET OVAIRE

Planche 98. — **Salpingite tuberculeuse. Fibrome de l'ovaire.**

Fig. I. **Salpingite tuberculeuse.** — Gross. 35.

1. Coupe transversale de l'extrémité de plusieurs plis de la muqueuse, privés de leur épithélium et caséifiés.

2. Cellules géantes tuberculeuses; les couches adjacentes de la tunique musculaire sont fortement injectées.

Fig. II. **Dégénérescence hyaline d'un corps fibreux de l'ovaire.** — Gross. 72.

Les masses de tissu conjonctif qui remplissent le follicule rétracté sont transformées en blocs et en bourrelets réfringents, homogènes, pouvant simuler l'état caséeux. Induration fibreuse avancée du tissu ambiant; les nombreux vaisseaux ont leur paroi épaissie.

XV. — SYSTÈME NERVEUX

FIG. I. **Pachyméningite interne hémorrhagique.** — Gross. 45

1. Dure-mère épaissie, transformée en tissu conjonctif.

2. Sur sa face interne, néomembrane infiltrée en 3 de masses pigmentaires, avec de nombreux jeunes bourgeons vasculaires.

4. Coupe transversale d'un assez volumineux vaisseau néo-formé.

5. Granulations amyloïdes en couches concentriques.

FIG. II. **Pachyméningite spinale syphilitique.** — Gross. 66.

1. Dure-mère.

2. Granulome gommeux à cellules géantes (4), en état de nécrose caséeuse à son centre.

3. Vaisseau artériel à parois infiltrées, très épaissies, et à lumière presque complètement oblitérée.

FIG. I. **Leptoméningite cérébrale aiguë suppurée.** — Gross. 55.

1,1. Deux circonvolutions cérébrales, entre lesquelles l'exsudat purulent (2) qui infiltre la pie-mère et l'arachnoïde pénètre dans un sillon.

2. Vaisseaux de la pie-mère dilatés au maximum.

FIG. II. **Leptoméningite chronique.** — Gross. 78.

1. Circonvolutions cérébrales.

2. Sillon dans lequel pénètre la pie-mère fortement infiltrée de cellules embryonnaires et parsemée de quelques granulations pigmentaires.

3. Vaisseaux irradiant dans la substance cérébrale, avec gaines adventices infiltrées de cellules embryonnaires.

PLANCHE 101. — **Leptoméningites tuberculeuse et syphilitique.**

FIG. I. **Leptoméningite tuberculeuse** (coupe passant par la scissure de Sylvius). — Gross. 30.

1,1. Circonvolutions cérébrales.

2. Pie-mère infiltrée de cellules.

3. Tubercules à centre caséifié, dans les environs immédiats de vaisseaux artériels.

4. Coupes transversales d'artères de calibre à parois infiltrées de cellules (artérite aiguë).

FIG. II. **Leptoméningite syphilitique (gommeuse).** — Gross. 30.

1. Circonvolutions cérébrales.

2. Pie-mère infiltrée.

3. Centre en dégénérescence caséeuse d'un granulome syphilitique, confinant à l'adventice d'un gros vaisseau artériel (4).

5. Lame élastique interne de ce vaisseau, se perdant dans du tissu conjonctif en voie de prolifération.

PLANCHE 102. — **Hémorrhagie cérébrale.**

Vieux foyer apoplectique de l'écorce cérébrale, en voie d'organisation. — Gross. 67.

1. Substance cérébrale sur le bord du foyer.

2. Foyer apoplectique pénétré par un tissu de granulation récent et infiltré de pigment sanguin.

3. Pigment sanguin amorphe et cristallin.

4. Bourgeons vasculaires récents.

5. Tissu conjonctif jeune avec cellules rondes et épithélioïdes.

PLANCHE 103. — Hémorrhagie cérébrale.

Fig. I. Fragment du bord d'un foyer apoplectique du cerveau, datant d'un mois environ. — Gross. 300.
1. Globules rouges pâles, comme lavés.
2. Cellules rondes en partie binucléées avec vacuoles adipeuses.
3. Pigment sanguin libre, amorphe.
4. Cellules contenant des globules sanguins.

Fig. II. Vieille cicatrice apoplectique du cerveau. — Gross. 78.
1. Substance cérébrale.
2. Tissu conjonctif fibreux, pauvre en cellules, infiltré de granulations pigmentaires foncées.
3. Vaisseaux récents à parois minces.

PLANCHE 104. — Ramollissement cérébral. Anévrysme miliaire.

FIG. I. Foyer de ramollissement cérébral. — Gross. 200.
1. Substance cérébrale en deliquium, infiltrée de nombreuses cellules rondes, en partie binucléées (2).
2. Vaisseau récent rempli de globules rouges.

FIG. II. Préparation fraîche par dissociation provenant d'un foyer de ramollissement blanc du cerveau. — Gross. 320.
1. Cellules à granulations graisseuses.
2. Gouttes de myéline.
3. Cylindres-axes variqueux.
4. Gouttes graisseuses libres.

Fig. III. Anévrysme miliaire d'une petite artère cérébrale, au voisinage d'un foyer apoplectique (préparation fraîche par dissociation). — Gross. 80.
Dépression anévrysmatique sur un point de la paroi d'un petit tronc artériel, dont la gaine adventice est bourrée de gouttelettes graisseuses.

PLANCHE 105. — **Abcès et Tubercule du cerveau.**

♂

FIG. I. **Zone marginale d'un abcès embolique du cerveau. —** Gross. 78.

1. Cavité de l'abcès remplie de leucocytes à noyaux fragmentés.
2. Substance cérébrale.
3. Vaisseaux à gaines lymphatiques infiltrées.

FIG. II. **Coupe du bord d'un tubercule solitaire du cerveau. —** Gross. 160.

1. Substance cérébrale.
2. Zone interne caséifiée du tubercule.
3. Cellules épithélioïdes et rondes dans sa couche marginale.
4. Zone d'infiltration de cellules rondes.

PLANCHE 106. — **Ramollissement médullaire. Tabes.**

FIG. I. **Foyer de ramollissement post-traumatique dans une corne postérieure de la moelle.** Gross. 54.

1. Canal central.
2. Foyer de ramollissement, presque complètement infiltré de cellules contractiles.

FIG. II. **Zone de dégénérescence dans les cordons postérieurs de la moelle (tabes). —** Traitement par l'acide osmique (Marchi). Gross. 37.

1. Cloison postérieure de la moelle.
2. Zone cunéiforme de dégénérescence dans les cordons postérieurs ; les cylindres-axes en voie de dégénérescence sont colorés en noir par l'osmium.
3. Substance médullaire normale.

DURCK. Histologie pathol.   5

PLANCHE 107. — **Hydromyélie. Tabes.**

FIG. I. **Hydromyélie.** — Coloration par la méthode de Weigert. Gross. 9.

Canal central de la moelle très dilaté et à bords irrégulièrement découpés (moelle cervicale supérieure).

FIG. II. **Tabes (moelle cervicale).** — Coloration par la méthode de Weigert. Gross. 9.

1. Cordons postérieurs dégénérés.
2. Zone marginale conservée.

PLANCHE 108. — **Tabes.**

FIG. I. **Zone marginale des cordons postérieurs de la moelle dans le tabes.** — Coloration par la méthode de Weigert. Gross. 67.

1. Substance grise.
2. Zone marginale de la substance blanche, dans le territoire de laquelle les gaines médullaires sont en grande partie conservées.
3. Zone de dégénérescence.

FIG. II. **Zone marginale des cordons postérieurs de la moelle dans le tabes.** Coloration des cylindres-axes. Gross. 280.

1. Cylindres-axes normaux.
2. Cylindres-axes gonflés.
3. Fibres nerveuses dégénérées, à cylindres-axes disparus.

PLANCHE 109. — Sclérose en plaques. Paralysie générale.

FIG. II. **Sclérose en plaques. Moelle**. — Coloration de la névroglie par la méthode de Weigert. Gross. 9.

Les parties colorées en bleu sont formées de tissu névroglique très épaissi. Dans ces parties, les éléments nerveux sont presque complètement détruits.

FIG. II. **Prolifération de la névroglie dans les cordons postérieurs de la moelle, dans la paralysie générale (« gliose » au début)**. Coloration de la névroglie par la méthode de Weigert. Gross. 300.

Le réseau névroglique est irrégulièrement épaissi, formant sur certains points des îlots ou des cordons solides (3).

1. Fibres nerveuses.
2. Tissu névroglique normal.

XVI. — MUSCLES

PLANCHE 110. — **Atrophie musculaire progressive.**

FIG. I. **Atrophie musculaire progressive.** — Fibres musculaires isolées à l'état frais et non colorées. Gross. 300.

1. Fibres musculaires atrophiées, très amincies.
2. Fibre musculaire normale.
3. Fibre musculaire presque complètement remplie de granulations graisseuses.

FIG. II. **Atrophie musculaire progressive**. — Gross. 260.

Toutes les fibres musculaires sont très amincies. Sur bien des points, la striation transversale n'est plus du tout reconnaissable. Prolifération active et multiplication des noyaux musculaires. Quelques fibres musculaires minces (1) sont transformées en « cordons de noyaux ».

Fig. I. **Nævus pigmentaire.** — Gross. 70.

1. Couche cornée.

2. Réseau de Malpighi, relevé par un corps papillaire très haut.

3. Perles épithéliales, formées de couches cellulaires concentriques et remplies au centre d'épithéliome corné.

4. Dépôts de pigment.

Fig. II. **Molluscum contagiosum** de la peau du dos du pied. — Gross. 260.

1. Couche cornée.

2. Réseau de Malpighi.

3. Corpuscules de molluscum.

4. Centre de la papule remplie de corpuscules de molluscum.

5. Granulations de kératohyaline.

PLANCHE 114. — **Lupus.**

Fig. I. **Lupus hypertrophique de la peau de l'avant-bras.** — Gross. 22.

1. Couche cornée.

2. Réseau de Malpighi.

3. Corps papillaire infiltré de tubercules à cellules géantes.

Fig. II. **Lupus de la peau de la tempe.** — Coloration par la méthode de Gram. Gross. 35.

1. Epiderme proliféré avec inclusion de nombreux blocs cornés (2).

3. Cellules géantes dans le corps papillaire infiltré, également remplies de petits blocs cornés.

PLANCHE 115. — **Tubercule anatomique. Pustule variolique.**

FIG. I. **Tubercule anatomique du doigt.** — Gross. 55.
1. Couche cornée.
2. Granulations de kératohyaline dans les couches superficielles de l'épiderme.
3. Réseau de Malpighi.
4. Corps papillaire très allongé.
5. Tubercules dans le corps papillaire, avec nombreuses cellules géantes.

FIG. II. **Pustule variolique de la peau du dos.**
1. Couche cornée.
2. Réseau de Malpighi.
3. Même couche transformée par fonte des cellules en un réseau dont les mailles contiennent quelques cellules rondes. Dans le derme, coupe transversale de follicules pileux.

PLANCHE 116. — **Erysipèle. Phlegmon.**

FIG. I. **Erysipèle de la peau.** — Gross. 100. La couche cornée est enlevée et fait complètement défaut.
1. Couche de Malpighi.
2. Amas de streptocoques entre les couches cellulaires du réseau de Malpighi.
3. Mêmes amas dans le derme.
4. Tissu dermique infiltré de leucocytes disposés en amas. En outre, dans le derme, cavités arrondies, remplies de sérosité œdémateuse.

FIG. II. **Phlegmon du tissu cellulaire sous-cutané.** — Gross. 60.
1. Tissu adipeux sous-cutané infiltré de cellules, avec vaisseaux gorgés de sang.
2. Tunique adventice d'une grosse veine thrombosée.
3. Reste de la lumière de cette veine, réduite à l'état de fente.
3. Tunique moyenne infiltrée de leucocytes.

XVIII. — OS, CARTILAGES, ARTICULATIONS

PLANCHE 119. — **Ostéomalacie.**

FIG. I. **Ostéomalacie. Coupe d'un corps vertébral.** — Coloration au bleu de Lyon. Gross. 80.

Les trabécules de tissu spongieux sont très amincies, et formées pour la plus grande part de substance ostéoïde (1) colorée en bleu. Seules, leurs parties centrales sont encore constituées par de l'os calcifié (2), coloré en rouge.

3. Espaces médullaires très dilatés.

FIG. II. **Ostéomalacie. Couche corticale de l'ilion.** — Gross. 350.

3. Substance ostéoïde, disposée en lamelles concentriques autour des canaux de Havers dilatés (2) ; on ne reconnaît aucun ostéoplaste.

1. Ostéoplastes augmentés de volume, irréguliers, en partie confluents, avec canaux de Havers dilatés dans une substance fondamentale calcifiée ; la disposition en couches lamellaires n'est plus reconnaissable.

PLANCHE 120. — **Arthrite aiguë. Arthrite goutteuse.**

FIG. I. **Synoviale de l'articulation du genou dans l'arthro-synovite séro-fibrineuse aiguë.** — Gross. 170.

1. Tissu conjonctif à très nombreux fibroblastes, avec amas de cellules rondes.

2. Vaisseaux sanguins remplis de leucocytes.

3. Vaisseaux sanguins remplis de thrombus fibrineux.

FIG. II. — **Goutte. Coupe du cartilage articulaire de l'épiphyse inférieure du fémur.** — Gross. 127.

1. Substance cartilagineuse.

2. Dépôts compacts d'urates.

3. Cristaux d'urate de soude pénétrant dans le cartilage.

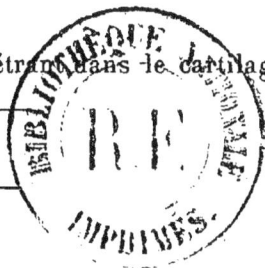

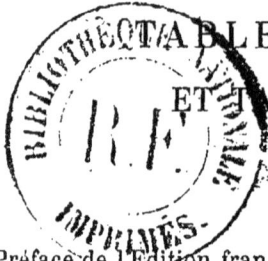

TABLE DES MATIÈRES
ET TABLE DES PLANCHES

VII. — FOIE

VIII. — PANCRÉAS

IX. — REIN

X. — CAPSULES SURRÉNALES, VESSIE   58

XI. — PROSTATE   59

XII. — TESTICULE   59

XIII. — UTÉRUS   60

XIV. — TROMPE ET OVAIRE   61

XV. — SYSTÈME NERVEUX   62

XVI. — MUSCLES

XVII. — PEAU

XVIII. — OS, CARTILAGES, ARTICULATIONS

TABLE ALPHABÉTIQUE DES MATIÈRES

Durck. Histologie pathol.   6

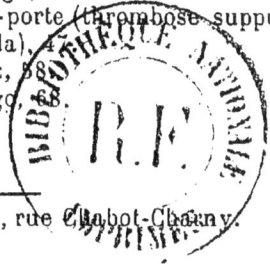

Dijon. — Imprimerie DARANTIERE, 65, rue Chabot-Charny.

Traité *élémentaire d'Anatomie pathologique,* par *COYNE,* professeur à la Faculté de médecine de Bordeaux, 1893. 1 vol. in-8 de 1040 pages, avec 223 fig. noires et coloriées .... **14** fr.

Aide-mémoire *d'Anatomie pathologique,* par le professeur *Paul LEFERT.* 1 vol. in-18 de 300 pages, cart.................. **3** fr.

Éléments *d'Anatomie pathologique,* par *LABOULBÈNE,* professeur à la Faculté de médecine de Paris. 1879, 1 vol. gr. in-8, 930 pages, avec 297 fig... **20** fr.

Traité *d'Histologie pathologique,* par *E. RINDFLEISCH, F. GROSS* et *SCHMITT,* professeurs à la Faculté de médecine de Nancy. 2ᵉ édition. 1888, 1 vol. gr. in-8 de 880 pages, avec 356 fig...... .. **15** fr.

Traité *d'Anatomie pathologique,* par le professeur *ZIEGLER.* 1893, 1897, tomes I et II, 1ʳᵉ partie, in-8, avec fig............... **28** fr.

Anatomie *pathologique du Corps humain,* par *CRUVEILHIER,* 1842, 2 vol. in-folio, avec 230 pl. col..................... **450** fr.

Traité *d'Anatomie pathologique Générale et Spéciale,* par *LEBERT.* 1855-1861, 2 vol. in-folio de texte et 2 vol. in-folio comprenant 200 pl. col... **600** fr.

La *Pathologie cellulaire,* par *VIRCHOW.* 4ᵉ édition, par *I. STRAUS,* professeur à la Faculté de médecine de Paris. 1874, 1 vol. in-8 de 417 pages, avec 157 fig....................................... **9** fr.

Leçons *sur les Humeurs* normales et morbides du corps de l'homme, par le professeur *Ch. ROBIN,* membre de l'Institut. 2ᵉ édition, 1874, 1 vol. in-8 de 1008 pages, avec 35 fig..................... . **18** fr.

Programme *du Cours d'histologie,* par le professeur *Ch. ROBIN,* 2ᵉ édition. 1870, 1 vol. in-8,................................. **6** fr.

Anatomie *et Physiologie cellulaires,* par le professeur *Ch. RO-BIN,* 1873, 1 vol. in-8............................... **16** fr.

Aide-mémoire *d'Histologie,* par le professeur *Paul LEFERT.* 1 vol in-18 de 300 pages, avec fig., cart........................ **3** fr.

Traité *élémentaire d'Histologie humaine,* normale et pathologique, par *MOREL* et *VILLEMIN.* 3ᵉ édition, 1880, 1 vol. in-8 de 418 p., avec atlas de 36 pl..................................... **16** fr.

La *Cellule animale,* sa structure et sa vie, par le professeur *J. CHATIN* (de l'Institut). 1892, 1 vol. in-16 de 304 p., avec 149 fig. **3** fr. **50**

Recherches *histologiques sur le Tissu connectif de la Cornée,* par *ELOUI.* 1881, 1 vol. gr. in-8, avec 6 pl.................... **6** fr.

Étude *du Processus histologique des Néphrites,* par *HORTOLES.* 1881, gr. in-8, 182 pages, avec fig. et 2 pl. col................ **6** fr.

Précis *de Microscopie,* par le Dʳ *COUVREUR.* 1888, 1 vol. in-16 de 350 pages, avec fig., cart................................. **4** fr.

La *Technique Microscopique et Histologique,* par le professeur *Mathias DUVAL.* 1878, 1 vol. in-16 de 313 pages, avec 43 fig. **3** fr. **50**

La *Photographie* appliquée aux recherches micrographiques, par *MOITESSIER,* 1866. 1 vol. in-18 de 366 p., 41 fig. et 3 pl..... **7** fr.

Précis *de Tératologie,* par *GUINARD.* Préface par *C. DARESTE.* 1892, 1 vol. in-18 de 512 pages, avec 272 fig., cart................. **8** fr.

Les *Anomalies chez l'Homme* et les mammifères, par *L. BLANC.* 1893, 1 vol. in-16 de 328 pages, avec 127 fig............. **3** fr. **50**

Traité pratique de Bactériologie, par *E. MACÉ*, professeur à la Faculté de médecine de Nancy, 4ᵉ *édition*. 1900, 1 vol. gr. in-8 de 1200 pages, avec 300 fig. noires et col...................... **25 fr.**

Atlas de Microbiologie, par le professeur *E. MACÉ*. 1898, 1 vol. gr. in-8, avec 60 pl. col. (8 couleurs), cart. .... **32 fr.**

Tableaux synoptiques de Bactériologie médicale, par *DUPONT*. 1901, in-18, cart............................... **1 fr. 50**

Aide-mémoire de Bactériologie, par le professeur *P. LEFERT*. 1901, 1 vol. in-18, cart...................... **3 fr.**

Technique Microbiologique et Sérothérapique, par le Dʳ *BESSON*. 1898, 1 vol. in-8 de 550 pages, avec 200 fig. noires et col. **8 fr.**

Guide pratique pour les Analyses de Bactériologie clinique, par *Léon FELTZ*. 1898, 1 vol. in-18 de 282 pages, avec 111 fig. noires et col., cart..................... **3 fr.**

Les Microbes pathogènes, par *Ch. BOUCHARD* (de l'Institut), professeur à la Faculté de médecine. 1892, 1 vol. in-16 de 304 p. **3 fr. 50**

Microbes et Maladies, par *J. SCHMITT*, professeur à la Faculté de médecine de Nancy. 1886, 1 vol. in-16 de 300 pages, 25 fig. **3 fr. 50**

Le Pneumocoque et les pneumococcies, par le Dʳ *LIPPMANN*. 1900, 1 vol. in-16 de 96 pages, cart...................... **1 fr. 50**

De l'agglutination au Bacille de Kock par les épanchements tuberculeux, par le Dʳ *FEITU*. 1901, gr. in-8................. **5 fr.**

De la nécessité de l'Examen bactériologique pour le Diagnostic des Angines diphtériques, par le Dʳ *BONNIER*. 1894, gr. in-8, 92 pages, avec 3 pl...................... **2 fr. 50**

Étude clinique sur la Nouvelle Tuberculine TR. de Koch, par le Dʳ *BOUNHIOL*. 1899, gr. in-8, 84 pages............ **2 fr. 50**

Étude du pouvoir antiseptique de la Bile, par le Dʳ *VIEILLARD-BARON*. 1895, gr. in-8, 50 pages...................... **2 fr.**

Bactériologie de la Grippe, par le Dʳ *BÉRIER*. 1892, in-8, 104 pages...................... **2 fr. 50**

Recherches bactériologiques sur l'Infection urinaire, par le Dʳ *KROGIUS*. 1892, gr. in-8, 109 pages, avec 3 pl............ **4 fr.**

De la Variabilité dans les Microbes, au point de vue morphologique et physiologique (application à la pathologie générale et à l'hygiène), par le Dʳ *A. RODET*, professeur à la Faculté de médecine de Montpellier. 1894, gr. in-8, 224 pages..................... **6 fr.**

Précis d'Analyse microbiologique des Eaux, par le Dʳ *G. ROUX*, directeur du bureau d'hygiène de la ville de Lyon. 1892, 1 vol. in-18 de 494 pages, avec 73 fig., cart...................... **5 fr.**

Études expérimentales sur les Microbes des Eaux, par le Dʳ *DESPEIGNES*. 1890, gr. in-8, 126 pages................. **3 fr.**

Examen bactériologique des Eaux naturelles, par *MALPERT-NEUVILLE*. 1887, in-8, avec 32 fig...................... **2 fr.**

Les Microbes des Eaux minérales de Vichy, asepsie des eaux minérales, par le Dʳ *PONCET*. 1895, 1 vol. in-8, avec 26 pl.... **7 fr.**

Le Lait. Études chimiques et microbiologiques, par *DUCLAUX*, de l'Institut. 2ᵉ *édition*. 1894, 1 vol. in-16 de 360 pages......... **3 fr. 50**

Le Proteus Vulgaris, par le Dʳ *Léon FELTZ*. 1900, 1 vol. in-8 de 104 pages, avec 3 pl. col...................... **4 fr.**

Librairie J.-B. BAILLIÈRE & Fils, 19, rue Hautefeuille, PARIS

Atlas-Manuels de Médecine coloriés

COLLECTION NOUVELLE DE VOLUMES IN-16

Illustrés de très nombreuses planches coloriées

Reliés en maroquin souple, tête dorée.

Atlas-Manuel d'Anatomie pathologique, par le Dr BOLLINGER, professeur à l'Université de Munich. Édition française par le Dr GOUGET, professeur agrégé à la Faculté de médecine de Paris, médecin des hôpitaux. 1 vol. in-16 avec 120 planches coloriées. Relié . . . .

Atlas-Manuel d'Histologie pathologique, par le Dr DURCK, assistant à l'Institut pathologique de Munich. Édition française par le Dr GOUGET. 1 vol. in-16 avec 120 planches coloriées. Relié . . . . 20 fr.

Atlas-Manuel des Bandages, Pansements et Appareils, par le professeur A. HOFFA. Édition française par Paul HALLOPEAU. Préface de M. Paul BERGER, professeur de clinique chirurgicale à la Faculté de Médecine de Paris. 1 vol. in-16 de 216 pages avec 128 planches tirées en couleur. Relié . . 14 fr.

Atlas-Manuel de Chirurgie Opératoire, par O. ZUCKERKANDL. *Deuxième édition française,* par le Dr A. MOUCHET. Préface par le Dr QUENU, professeur agrégé à la Faculté de médecine de Paris. 1 vol. in-16 de 436 pages avec 266 fig. et 24 pl. col. Relié . . . . 16 fr.

Atlas-Manuel de Diagnostic clinique, par C. JAKOB. *Troisième édition française,* par le Dr A. LÉTIENNE, 1 vol. in-16 de 396 p. avec 86 fig. et 68 pl. coloriées. Relié. . . . . 15 fr.

Atlas-Manuel des Fractures et Luxations, par le professeur HELFERICH. *Deuxième édition française,* par le Dr P. DELBET. 1 vol. in-16 de 448 p., avec 68 pl. et 137 fig. coloriées. Relié . . . . 20 fr.

Atlas-Manuel des Maladies du Larynx, par L. GRUNWALD. Édition française par le Dr CASTEX, chargé du cours de laryngologie à la Faculté de médecine de Paris, et P. COLLINET. 1 vol. in-16 de 244 p., avec 44 pl. coloriées. Relié. . . . . 14 fr.

Atlas-Manuel des Maladies externes de l'Œil, par O. HAAB. Édition française par le Dr Albert TERSON. 1 volume in-16 de 284 pages avec 40 planches coloriées. Relié. 15 fr.

Atlas-Manuel des Maladies de la Peau, par le professeur MRACEK. Édition française par le Dr L. HUDELO, médecin des hôpitaux de Paris, ancien chef de clinique de la Faculté de médecine à l'hôpital Saint-Louis. 1 vol. in-16, avec 102 pl. dont 63 col. Relié 20 fr. . . . . 20 fr.

Atlas-Manuel des Maladies Vénériennes, par le professeur MRACEK. Édition française par le Dr EMERY, chef de clinique de la Faculté de médecine à l'hôpital Saint-Louis. 1 vol. in-16 avec 71 pl. coloriées et 12 pl. noires. Relié . . . . 20 fr.

Atlas-Manuel de Médecine légale, par le professeur HOFMANN, de Vienne. Deuxième édition française par le Dr Ch. VIBERT, médecin-expert près le tribunal de la Seine. Préface par le professeur P. BROUARDEL, doyen de la Faculté de médecine de Paris. 1 vol. in-16 de 168 p. avec 193 fig. et 56 pl. coloriées. Relié. 18 fr.

Atlas-Manuel d'Obstétrique, clinique et thérapeutique, par le Dr O. SCHÆFFER, privat docent à l'université d'Heidelberg. Édition française par le Dr POROCKI, accoucheur de la Maternité. Préface de M. le professeur PINARD. 1 vol. in-16 avec 55 planches coloriées et 18 planches noires. Relié. . . 20 fr.

Atlas-Manuel d'Ophtalmoscopie, par le professeur O. HAAB, professeur de la clinique ophtalmologique à l'Université de Zurich. Troisième édition française, par le Dr Albert TERSON et A. CUÉNOD. 1 vol. in-16 de 276 p. avec 88 pl. coloriées. Relié. . . . . 15 fr.

Atlas-Manuel du Système nerveux, à l'état normal et pathologique, par C. JAKOB. Deuxième édition française par le Dr RÉMOND, professeur de clinique des maladies mentales à la Faculté de Toulouse. 1 vol. in-16 de 364 pages, avec 84 planches coloriées. Relié . . . . 20 fr.

Atlas de Microbiologie, par E. MACÉ, professeur à la Faculté de médecine de Nancy 1 vol. gr. in-8 avec 60 pl. col. cart. . . . . 32 fr.

Envoi franco contre un mandat-postal

Atlas-Manuel de diagnostic clinique (Technique médicale,

indications thérapeutiques) par le Dr C. Jakob. *Troisième édition française* par les Drs A. Létienne, ancien interne des hôpitaux de Paris et Éd. Cart, lauréat de la Faculté de médecine de Paris. 1901, 1 vol. in-16 de 396 p., avec 68 pl. chromolithogr., comprenant 182 figures et 86 fig. intercalées dans le texte, relié en maroquin souple, tête dorée. . . . . 15 fr.

L'*Atlas-Manuel de diagnostic clinique* réunit de nombreux documents cliniques épars dans des traités spéciaux.

Une *première partie* est consacrée à l'exposé et à l'iconographie des procédés d'exploration clinique les plus nouveaux ou les plus récemment perfectionnés : la microscopie, les réactions chimiques et colorées, qui donnent si fréquemment des indications précieuses, la projection des organes normaux, la topographie de la percussion. Elle comprend ensuite les schémas relatifs aux affections pulmonaires, cardiaques et abdominales. Cette première partie est accompagnée de 68 planches originales en couleurs. C'est une série de « leçons de choses » médicales.

La *seconde partie* est divisée en cinq chapitres, dans lesquels l'auteur montre d'abord comment il faut procéder à l'examen des malades, en général, puis de tous les organes, il fait connaître les anomalies que peuvent présenter les échanges nutritifs ; il décrit ensuite les parasites les plus importants.

Les deux derniers chapitres sont un résumé de pathologie et de thérapeutique spéciales. On y remarquera les méthodes diététiques applicables spécialement à chaque maladie.

M. Létienne a eu soin de mettre en relief les travaux de la clinique française et l'enseignement si apprécié des maîtres de notre école.

Atlas-Manuel de Médecine légale, par le professeur von

Hofmann, directeur de l'Institut de médecine légale de Vienne. *Deuxième édition française*, par le Dr Ch. Vibert, médecin-expert près les Tribunaux de la Seine. Préface par le professeur P. Brouardel, doyen de la Faculté de médecine de Paris. 1900, 1 vol. in-16 de 168 pages avec 56 planches chromolithographiées et 193 figures, relié en maroquin souple, tête dorée. . . . . 18 fr.

Cet *Atlas-Manuel de Médecine légale* se présente sous les auspices des maîtres les plus autorisés de la médecine légale. Les planches ont été dessinées d'après nature sous les yeux du professeur Hofmann (de Vienne). Le Dr Vibert, chef du laboratoire du professeur Brouardel, à la Morgue, a enrichi le texte du professeur viennois d'additions prises dans le service de son maître, qui a bien voulu écrire une introduction pour cette édition adaptée à la pratique de la médecine légale en France.

Voici un aperçu des principaux sujets traités :

4 planches en couleurs et 78 figures en noir sont consacrées à la *Médecine légale des organes génitaux de l'homme et de la femme* : vices de conformation, hermaphrodisme, anomalies de l'hymen, *Avortement*. Vient ensuite l'*Infanticide* avec 3 planches en couleurs et 7 en noir.

Les *coups et blessures*, comprenant 13 planches en couleurs et 86 en noir ; fractures du crâne et contusions du cerveau, blessures en cas de meurtre ou de suicide, par armes blanches ou armes à feu, brûlures.

La *pendaison*, la *strangulation*, la *submersion*, sont l'objet de 8 planches en couleurs et 13 en noir.

Les *empoisonnements* comprennent 22 planches en couleurs : empoisonnement par la lessive de soude, les acides sulfurique, chlorhydrique, azotique, phénique, le sublimé, le cyanure de potassium, le phosphore, l'arsenic, l'oxyde de carbone, etc.

L'Atlas se termine par l'*examen du cadavre* (5 pl. en couleurs et 6 en noir).

Atlas-Manuel des Maladies externes de l'œil, par le professeur O.

HAAB, directeur de la clinique ophtalmologique de l'Université de Zurich. *Edition française*, par le Dr Albert TERSON, chef de clinique ophtalmologique à la Faculté de médecine de Paris. 1900, 1 vol. in-16 de 284 p., avec 40 pl. chromolithog. contenant 76 fig. col. Relié en maroquin souple, tête dorée . . . 15 fr.

Le texte comprend, outre l'exposé des cas tels qu'ils se présentent dans la pratique courante, une introduction sur la marche à suivre dans l'examen clinique de l'œil, puis un exposé des principales indications et de la technique de la thérapeutique oculaire usuelle de l'auteur, tout en restant très bref, à dessein, sur les méthodes opératoires.

On passe successivement en revue les maladies de l'appareil lacrymal, des paupières, de la conjonctive, de la cornée, de la sclérotique, de l'iris et du corps ciliaire, du cristallin, du corps vitré, le glaucôme et les maladies de l'orbite.

Les planches de cet Atlas sont d'un réalisme absolu, car l'art du peintre dépassera toujours, aussi bien pour le fond de l'œil que pour les représentations des objets extérieurs, la vérité passive de la photographie directe, même coloriée. La reproduction des maladies externes de l'œil a atteint la perfection dans l'*Atlas-Manuel* de M. Haab.

Atlas-Manuel d'Ophtalmoscopie par le professeur HAAB. *Troisième édition française,*

par le Dr Albert TERSON et A. CUÉNOD, lauréat de la Faculté de médecine de Paris. 1900, 1 vol. in-16 de 276 pages, avec 88 pl. chromolithographiées contenant 138 figures, relié en maroquin souple, tête dorée. . . . . 15 fr.

L'*Atlas-Manuel d'Ophtalmoscopie* de HAAB et TERSON est le complément de l'*Atlas-Manuel des maladies externes de l'œil.*

Il devient banal d'insister sur l'extrême utilité de l'ophtalmoscopie qui donne si fréquemment au médecin des indications précises sur le diagnostic et le pronostic d'une maladie générale à retentissement oculaire.

Cet ouvrage, remarquable par ses descriptions concises et ses nombreuses planches en couleur exécutées d'après nature, constitue un *vade-mecum* pour l'étudiant et le médecin désireux de s'assurer de l'état du fond de l'œil de leurs malades, dès que le moindre affaiblissement visuel se produit au cours de l'affection qui les a conduits à l'hôpital. M. le Dr Terson a ajouté au texte primitif une étude sur les *rapports de l'ophtalmoscopie et des maladies générales.*

Atlas-Manuel des maladies de l'oreille, par le Dr BRUHL-POLITZER. *Edition*

française, par le Dr G. LAURENS, assistant de laryngologie et d'otologie à l'hôpital Saint-Antoine. 1901, 1 vol. in-16 de 300 p., avec 100 fig. et 39 pl. chromolith. Relié en maroquin souple, tête dorée.

Envoi franco contre un mandat postal

Atlas-Manuel des Maladies Vénériennes par le professeur MRACEK. *Edition*

française, par le Dr EMERY, chef de clinique des maladies cutanées et syphilitiques à la Faculté de médecine de Paris. 1900, 1 vol. in-16 de 420 pages avec 12 pl. noires et 71 pl. chromolithogr., relié en maroquin souple, tête dorée. . . . . 20 fr.

Atlas-Manuel des Maladies de la Peau par le Pr MRACEK. *Edition française*,

par le Dr L. HUDELO, médecin des hôpitaux de Paris, ancien chef de clinique des maladies cutanées de la Faculté à l'hôpital Saint-Louis, 1900, 1 vol. in-16 de 350 pages avec 102 planches dont 63 coloriées, relié en maroquin souple, tête dorée. . . 20 fr.

Il y a longtemps que les dermatologistes se sont préoccupés de représenter en dessins coloriés les types les plus importants et les plus fréquents des maladies cutanées. Mais toutes les publications faites jusqu'à ce jour ont le défaut de ne pas former un ensemble didactique complet et d'être d'un prix très élevé.

Un atlas de format portatif et d'un prix abordable manquait donc aux besoins de l'étudiant et du praticien non spécialisé dans l'étude de la dermatologie, M. le professeur MRACEK, de Vienne, a publié dans cette collection internationale d'Atlas Manuels :

1° L'**Atlas-Manuel des maladies de la peau**, que M. le Dr HUDELO a adapté aux besoins du public médical français, en l'enrichissant de notes additionnelles, où il met en lumière les opinions et les recherches de l'Ecole française et des maîtres de l'hôpital Saint-Louis.

Voici l'ordre des principaux chapitres :

Troubles des appareils sécrétoires. — Troubles circulatoires. — Dermatoses inflammatoires. — Dermatoses vésiculeuses et bulleuses. — Dermatoses squameuses. — Anomalies de l'épiderme. — Anomalies des poils. — Anomalies des ongles. — Anomalies de la pigmentation cutanée. — Néoplasies cutanées, tumeurs bénignes. — Tumeurs malignes. — Dermatoses microbiennes. — Dermatoses parasitaires.

2° L'**Atlas-Manuel des maladies vénériennes**, que M. le Dr EMERY, a mis au courant de la pratique de son maître M. le professeur FOURNIER et des principaux syphiliographes français.

La *première partie* comprend : 1° les trois périodes classiques de la syphilis, l'hérédo-syphilis, le traitement général de la syphilis ; 2° le chancre mou et la blennhorragie. La *seconde partie* est consacrée à l'Iconographie. Soixante et onze aquarelles présentent une reproduction fidèle des affections les plus fréquentes et les plus importantes à connaître.

Ces deux Atlas donnent en même temps les idées des deux plus grandes écoles dermatologiques et syphiligraphiques, l'Ecole de Paris et l'Ecole de Vienne.

Atlas-Manuel de Médecine et de Chirurgie des accidents

par le Dr GOLEBIEWSKI. *Edition française*, par le Dr P. RICHE, chirurgien des hôpitaux de Paris. 1901, 1 vol. in-16 de 500 p. avec 143 pl. et fig. noires et 40 pl. chromolithogr. Relié en maroquin souple, tête dorée.

Atlas-Manuel de Chirurgie Opératoire par le professeur O. ZUCKERKANDL.

Deuxième édition française, par A. MOUCHET, ancien interne, lauréat des hôpitaux, aide d'anatomie à la Faculté de médecine de Paris, lauréat de la Société de chirurgie. Préface par le Dʳ QUÉNU, professeur agrégé à la Faculté de médecine de Paris, chirurgien des hôpitaux. 1900, 1 vol. in-16 de 436 pages, avec 266 figures et 24 planches chromolithographiées, relié en maroquin souple, tête dorée. . . . . 16 fr.

L'auteur s'est appliqué à présenter sous une forme concise les procédés opératoires aujourd'hui généralement adoptés.

Il traite successivement des opérations sur les membres (ligatures, amputations, désarticulations, résections), puis il passe aux opérations sur la tête, le cou, le thorax, le bassin, les voies urinaires, l'anus, le rectum.

C'est un livre d'étudiants, c'est aussi un manuel que les chirurgiens de métier consulteront avec avantage : la simplicité de l'exposition, la clarté du plan, la multiplicité des figures en rendent la lecture facile.

M. MOUCHET a fait des additions de deux sortes : les unes sur des opérations que l'auteur n'avait pas cru devoir décrire, telles que la trépanation de l'apophyse mastoïde, les opérations sur le goître exophtalmique, la désarticulation de la hanche par le procédé de Verneuil, les thoracoplasties, la chirurgie pulmonaire, etc., les autres sur les procédés opératoires les plus usités en France.

Les nombreuses additions dont M. MOUCHET a enrichi la seconde édition, plus importante encore que celles de la première, en font un livre nouveau et original. Complet dans sa précision, pratique dans son ordonnance, clair dans ses descriptions, ce volume a sa place toute indiquée dans les bibliothèques des étudiants et des praticiens ; et ce qui en augmente encore la valeur, ce sont les 266 figures intercalées dans le texte et les 24 planches chromolithographiées.

Atlas-Manuel des Fractures et Luxations par le professeur HELFERICH.

Deuxième édition française, par le Dʳ Paul DELBET, chef de clinique chirurgicale à la Faculté de médecine de Paris. 1901, 1 vol. in-16 de 448 pages, avec 137 figures et 68 planches chromolithographiées, relié en maroquin souple, tête dorée. . . 20 fr.

L'*Atlas-Manuel* de HELFERICH comprend une série de planches dessinées d'après nature sur des pièces d'autopsie ou des pièces expérimentales : elles font ressortir aux yeux la disposition du trait de fracture, le déplacement des fragments, l'attitude des membres, la situation occupée par la surface articulaire déplacée. Il est facile d'en déduire les symptômes et le traitement.

Négligée au moment où les progrès de l'antisepsie ouvraient aux opérateurs le champ nouveau de la chirurgie abdominale, l'étude des fractures et des luxations est aujourd'hui reprise, et s'engage dans une voie nouvelle, car, là aussi, l'antisepsie permet d'intervenir heureusement, réduisant à ciel ouvert, réséquant les extrémités articulaires, suturant les parties fracturées.

Envoi franco contre un mandat postal

Atlas-Manuel des Maladies du Larynx par le Dr GRUNWALD.

Edition française, par le Dr A. CASTEX, chargé du cours de laryngologie à la Faculté de médecine de Paris et P. COLLINET, ancien interne des hôpitaux de Paris. 1899, 1 vol. in-16 de 244 pages, avec 48 figures et 44 planches chromolithographiées comprenant 107 figures, relié en maroquin souple, tête dorée. . . . . . . 14 fr.

L'Atlas-Manuel des maladies du larynx est divisé en deux parties.

La première partie est un résumé de laryngologie, clair et méthodique. L'ouvrage débute par l'anatomie et la physiologie. Viennent ensuite les méthodes d'examen : laryngoscopie indirecte avec le miroir, laryngoscopie directe, inspection, palpation, auscultation, stroboscopie, éclairage par transparence, examen radiographique. Le dernier chapitre est consacré aux causes et au traitement.

La deuxième partie traite de la pathologie et de la thérapeutique.

I. Inflammations aiguës. — II. Inflammations chroniques. — III. Tumeurs. — IV. Troubles de la motilité. — V. Troubles de la sensibilité. — VI. Troubles de la circulation. — VII. Solutions de continuité. — VIII. Corps étrangers. — IX. Malformations.

Cet Atlas-Manuel sera un guide précieux pour le médecin praticien.

M. Castex, chargé du cours de laryngologie à la Faculté de médecine, a une compétence indiscutée sur les maladies du larynx.

Atlas-Manuel du Système Nerveux à l'état normal et à l'état pathologique par C. JAKOB. Deuxième édition française par le Dr RÉMOND, professeur de clinique des maladies mentales à la Faculté de médecine de Toulouse et CLAVELIER, ex-chef de clinique ophtalmologique à la Faculté de Toulouse. 1900, 1 vol. in-16 de 364 pages, avec figures et 84 planches chromolithographiées comprenant 220 figures, relié en maroquin souple, tête dorée. . . . . 20 fr.

Le praticien que ses études n'ont pas familiarisé avec le mouvement neurologique contemporain, ne saurait trouver de meilleur guide que l'Atlas-Manuel du système nerveux de JAKOB et RÉMOND. L'absence de schématisation dans les planches, le soin avec lequel celles-ci sont expliquées, le résumé d'anatomie, de physiologie et de pathologie qui les accompagne et leur sert de commentaire, tous ces éléments constituent un ensemble éminemment pratique. La deuxième édition a été améliorée par la place plus grande accordée aux travaux français.

La partie iconographique, composée de 84 planches coloriées comprenant 220 figures entièrement refaites à nouveau pour cette 2e édition, est précédée d'un Précis de neurologie, où M. le Dr RÉMOND expose la morphologie, le développement et la structure, la pathologie et la thérapeutique générale et spéciales du système nerveux.

Atlas-Manuel de Chirurgie orthopédique par les Drs LUNING et SCHULTHESS. Edition française par P. VILLEMIN, chirurgien des hôpitaux de Paris. 1901, 1 vol. in-16 de 500 pages avec 304 figures et 16 pl. chromolith., relié en maroquin souple, tête dorée. 20 fr.

Atlas-Manuel de Gynécologie par le Dr A. SCHAEFFER. Edition française par le Dr BOUGLÉ, chirurgien des hôpitaux de Paris, 1 vol. in-16 de 350 pages, avec 90 planches chromolithographiées, relié en maroquin souple.

Envoi franco contre un mandat postal

Atlas-Manuel des Bandages, Pansements et Appareils,

par le professeur A. HOFFA. *Edition française* par Paul HALLO-
PEAU, interne des Hôpitaux de Paris. Préface de M. le professeur
Paul BERGER, professeur à la Faculté de Médecine de Paris. 1900,
1 vol. in-16 de 160 pages avec 128 planches tirées en couleur,
relié en maroquin souple, tête dorée. . . . . 14 fr.

Un manuel de petite chirurgie contenant la description sommaire des pièces
servant aux bandages, aux pansements, aux appareils élémentaires quotidienne-
ment employés dans les services de chirurgie, — et la manière de s'en servir, c'est-
à-dire d'appliquer ces bandages et ces pansements en une région quelconque, et
de procéder à la pose de ces appareils, suivant des règles — tel est le premier
livre, tel doit être le *vade mecum* et le guide du commençant, qui va pour la
première fois franchir le seuil d'une salle d'hôpital.

Aussi ne saurait-on trop engager ceux qui débutent dans les études médicales,
à prendre, dès l'abord, le contact du malade et à s'exercer auprès de son lit, en
s'essayant aux pansements, à acquérir la légèreté, la sûreté, l'habileté de main
que seuls possèdent ceux qui ont passé des mois, des années, dans le maniement
de ces objets vulgaires avec lesquels un chirurgien doit tout savoir faire.

Pour aborder ces exercices, il faut un éducateur et un guide : l'*Atlas-Manuel
des Bandages* de M. HOFFA est précisément fait pour initier les commençants à ce
genre d'étude, en leur faisant voir, grâce aux figures nombreuses et claires qui en
émaillent le texte, les objets qu'ils auront à leur disposition pour répondre aux
indications les plus variées et en leur en montrant le mode d'utilisation.

Atlas-Manuel d'Obstétrique clinique et thérapeutique par le
Dr A. SCHAEFFER. *Edition fran-
çaise*, par le Dr POTOCKI, professeur agrégé à la Faculté de
médecine, accoucheur des hôpitaux de Paris. Préface par A. PI-
NARD, professeur de clinique obstétricale à la Faculté de médecine
de Paris. 1901. 1 vol. in-16 de 472 p. avec 73 pl. dont 55 col.
et 18 figures, relié en maroquin souple, tête dorée . . 20 fr.

Un *Atlas d'obstétrique* de format portatif et d'un prix abordable manquait aux
besoins de l'étudiant et du praticien : celui de M. le professeur SCHAEFFER est un
excellent résumé de l'enseignement classique de l'obstétrique. M. POTOCKI a
ajouté à l'édition originale de nombreuses additions, qui sont souvent de véri-
tables chapitres. On a ainsi l'exposé des idées des auteurs classiques français et
étrangers. La comparaison des méthodes pouvant devenir la cause d'améliorations
profitables aux femmes et aux enfants; ajouter à la science française celle des
autres pays, ce n'est pas seulement savoir *davantage*, c'est savoir *mieux*.

Voici un aperçu des matières traitées dans l'*Atlas-Manuel d'obstétrique* :
Physiologie de la grossesse. — Examen de la femme enceinte et diagnostic de la
grossesse. — Anatomie, développement et examen clinique du bassin. — Accouchement physiologique. — Suites de couches. — Soins à donner aux nouveau-nés.
— Pathologie de la grossesse. Avortement et accouchement prématuré. Bassins
viciés. — Pathologie de l'accouchement. — Pathologie des suites de couches. — Fièvre puerpérale. — Maladies des glandes mammaires.

Envoi franco contre un mandat postal

Atlas-Manuel d'Anatomie pathologique, par BOLLINGER, professeur à l'Université de Munich. *Edition française*, par le Dr GOUGET, professeur

sité de Munich. *Edition française*, par le Dr GOUGET, professeur agrégé à la Faculté de médecine de Paris, 1901, 1 vol. in-16 avec 120 planches coloriées, relié en maroquin souple, tête dorée.

Atlas-Manuel d'Histologie pathologique, par le Dr HERM. DURCK, assistant à

l'Institut pathologique à Munich. *Edition française*, par le Dr GOUGET, professeur agrégé à la Faculté de médecine de Paris. 1901, 1 vol. in-16, avec 120 planches coloriées, relié en maroquin souple, tête dorée. . . . . 20 fr.

L'étude de l'anatomie pathologique, surtout microscopique, a pris une importance sans cesse croissante. A côté de l'enseignement pratique à l'amphithéâtre et au laboratoire, il n'est pas douteux que l'enseignement théorique est indispensable, pour coordonner les souvenirs de celui qui a déjà observé et pour servir de guide au débutant dans l'analyse et l'interprétation des lésions qu'il a sous les yeux.

L'*Atlas-Manuel* de DURCK diffère à la fois des traités et manuels classiques par la place prépondérante accordée aux figures en couleurs, et des atlas publiés jusqu'ici, tels que ceux de Cruveilhier et de Lebert, par ses dimensions plus maniables et mieux appropriées aux besoins de l'étude journalière et surtout par son prix accessible à tous.

Atlas de Microbiologie, *Soixante planches coloriées* (en 8 couleurs), par E. MACÉ, professeur à la

Faculté de médecine de Nancy, directeur de l'Institut sérothérapique de l'Est. 1898, 1 vol. gr. in-8 de 60 planches coloriées avec texte explicatif, cartonné. . . . . 32 fr.

Le *Traité de Bactériologie* du professeur MACÉ est devenu, grâce à un succès de quatre éditions, l'ouvrage classique sur la matière. Mais les progrès faits dans cette science ont été considérables. Aussi, sans modifier la disposition générale de l'ouvrage, a-t-il fallu faire de nombreuses additions nécessitées par les découvertes récentes. De là l'extension de la nouvelle édition, qui se présente avec le double de pages et de figures. C'est à proprement parler un ouvrage au courant des dernières acquisitions.

Comme complément de ce traité, M. Macé publie un *Atlas de microbiologie*, qui est la reproduction de plus de 500 superbes aquarelles.

Il n'est pas inutile de rappeler quelle est, dans l'étude d'une science aussi complexe que la *Microbiologie* telle qu'on la conçoit aujourd'hui, l'importance très grande d'une représentation exacte des caractères de culture des milieux habituellement employés, des formes que présentent les principaux microbes aux grossissements nécessaires pour bien les étudier. C'est la majeure partie des caractères qui priment pour les déterminations spécifiques, souvent bien délicates.

Aussi, tous ceux qui étudient les microbes reconnaitront-ils la grande utilité de ce bel Atlas, où la préoccupation dominante a été de reproduire les caractères naturels des organismes étudiés.

Cet atlas de 60 planches comprend près de 500 figures, toutes dessinées d'après nature sous les yeux de l'auteur, et reproduites en nombreuses couleurs par les procédés typographiques les plus nouveaux et les plus perfectionnés.

Cet Atlas de bactériologie est appelé à rendre les plus grands services à ceux qui commencent l'étude de la microbiologie, et aux médecins qui pourront trancher des diagnostics bactériologiques quelquefois hésitants.

Envoi franco contre un mandat postal

DIJON. — IMPRIMERIE DARANTIÈRE.

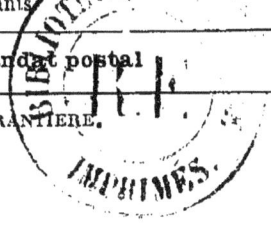

www.ingramcontent.com/pod-product-compliance
Lightning Source LLC
Chambersburg PA
CBHW060623200326
41521CB00007B/873